요가원 창업 마스터

수업 준비부터 수강생 관리, 마케팅까지
요가 강사를 위한 비즈니스 가이드

요가원 창업 마스터

호시 히로미 지음 ― 김지혜 옮김

동글디자인

일러두기

본서는 편집 과정에서 한국의 요가 시장과 문화적 맥락에 맞게 일부 내용을 수정 및 보완하였으며, 표현이나 예시, 용어 등을 국내 독자에게 익숙한 방식으로 다듬었습니다. 이러한 과정은 원서의 핵심 메시지와 의도를 훼손하지 않는 범위에서 이루어졌습니다. 본서가 독자 여러분의 요가 교육과 수련에 유익한 지침이 되기를 바랍니다.

들어가며

 요가, 요가원, 비즈니스와 관련된 수많은 책 중에서 이 책을 선택해 주셔서 감사합니다. 이 책은 요가 강사 자격이나 스킬은 갖추었지만 아직 직업으로 삼지 못한 분, 배워 온 요가가 수익으로 이어지지 않는 분, 앞으로 요가 강사로 활약하고 싶은 분, 요가가 아니더라도 내 배움과 기술로 누군가를 돕고 싶은 분을 진심으로 응원하기 위해 썼습니다.

 저 역시 회사를 그만두고 아무것도 모르는 상황에서 요가 강사의 길을 걸어왔습니다. 처음에는 피트니스 센터와의 계약을 중심으로 순조롭게 일이 늘어났지만, 3년 차에 교통사고를 당하면서 몸을 자유롭게 움직일 수 없게 되었고 결국 3개월간 일을 쉬게 되었습니다. 부상으로 인해 언제 다시 요가 수업을 할 수 있을지 알 수 없는 상황이었기에 모든 것을 정리하고 다시 맨땅에서 시작해야 했습니다. 부상에서 회복하기까지는 오랜 시간이 걸렸습니다.

 그럼에도 저는 요가 강사가 제 천직이라고 믿었고, 하루에 조금이라도 몸을 움직이자는 마음으로 노력했습니다. 그 결과, 지금은 요가원을 운영하고 있고 가장 바빴을 때보다 수업을 절반 정도로 줄여 예전보다는 여유 있는 시간도 누릴 수 있게 되었습니다. 하지만 수업의 단가는 약 10배로 늘었고, 독립 초기와 비교하면 월 매출은 5배 이상 성장했습니다.

지금 돌아보면, 요가원을 오픈하고 요가 비즈니스로 성공하기까지는 꽤 먼 길을 돌아왔습니다. 방향이 잘못되기도 했고, 몰랐던 탓에 실패도 많이 했으며, 쓸데없는 노력이나 잘못된 선택으로 후회도 했습니다. 하지만 제가 걸어온 길을 되돌아보면 인생에 헛된 시간은 없었다는 생각이 듭니다. 그동안의 경험은 어쩌면 이 책을 읽어 주시는 여러분을 위한 길이었는지도 모릅니다. 수많은 실패가 있었지만, 그 이상으로 감동과 행복을 많이 느낄 수 있었습니다.

이 책에서는 탁상공론이 아닌, 제가 요가 비즈니스 현장에서 쌓아 온 운영 방식과 수강생 응대 노하우를 가능한 한 구체적으로, 솔직하게, 빠짐없이 담았습니다. 예를 들어 병이나 부상, 갑작스러운 사정 등으로 요가원을 운영할 수 없게 되었을 때 우리는 어떤 선택을 할 수 있을까요? 2020년부터 전 세계적으로 유행한 코로나19로 이전에는 겪어보지 못한 팬데믹을 경험했습니다. 요가 업계뿐만 아니라 많은 업계가 타격을 입었고, 폐업을 피할 수 없었습니다. 그 결과 지금까지 당연했던 것들이 무너지고 세상은 새로운 생활 방식으로 바뀌었습니다.

진화론으로 유명한 다윈은 "오직 살아남는 것은 강한 자도, 똑똑한 자도 아닌 변화할 수 있는 자다."라는 말을 남겼습니다. 변화를 두려워하지 않고 앞으로 나아가는 것. 이것은 어느 시대에도 변하지 않는 비즈니스의 법칙이라고 할 수 있습니다.

요가원 운영은 요가를 평생의 직업으로 삼고, 사람과 사회에 기여하고 싶은 분들께 특히 추천하고 싶습니다. 지금은 환경이나 실력, 경험 때문에 '아직은 무리야.' 혹은 '내가 할 수 있을 리가 없어.'라고 생각할 수도 있습니다. 하지만 '그래도 요가로 더 빛나고 싶어.'라는 마음이 있다면, 꼭 도전해 보셨으면 좋겠습니다.

요가 강사 한 사람 한 사람의 개성과 배움을 살린 작은 요가원이 지역마다 생겨나고, 가치 있는 수업을 제공할 수 있는 강사가 많아진다면, 세상은 분명 더 밝고 활기차며 사람들은 마음과 몸이 모두 건강해질 것이라고 믿습니다. 고령화가 빠르게 진행되는 한국은 물론, 전 세계적으로도 심신의 건강에 대한 가치관이 확고해지고 있습니다. 여러분의 배움과 경험을 요가 강사라는 직업으로 살려서, 자신도 그리고 수강생도 함께 빛날 수 있기를 바랍니다.

이 책에는 요가 강사로서 멈춰 섰을 때, 다시 한걸음 내딛고 희망을 품을 수 있도록 작은 힌트들을 가득 담았습니다. 지금까지 저를 응원해 주신 모든 분께 감사와 존경을 담아 그리고 요가 강사로 성장하고 싶은 여러분께 진심을 담아, 응원의 메시지를 전합니다.

목차

들어가며   5

1장 ✧ 요가 강사, 지속 가능한 삶이 될 수 있을까?

1   요가 강사라는 직업   15
2   다양한 요가의 종류와 지도법   18
3   21세기 요가 강사   22
4   근무 방식에 따른 장점과 단점   25
5   요가 강사의 수입   29
6   너무 저렴한 수강료   32
7   고령화 사회에 요가원이 필요한 이유   35
8   요가 강사가 돈을 벌 수 있는 시대   38
9   내가 원하는 요가 라이프   41
Column   저자의 요가원 '샨티비자' 수강생의 목소리 ①   44
Column   저자의 요가원 '샨티비자' 수강생의 목소리 ②   46
Column   저자의 요가원 '샨티비자' 수강생의 목소리 ③   49

2장 ✧ 어떤 요가원을 만들까?

1   수강생이 요가 수업을 고르는 기준은 바로 요가 강사   55
2   한 차원 더 높은 요가 강사가 되기 위해   58
3   모르면 부끄러운 수업 매너   61

4	최적의 환경으로 최고의 첫인상을	64
5	요가+α, 나만의 개성을 담은 α	67
6	눈앞의 수강생에게 온전히 집중하기	70
7	불안을 자신감으로 바꾸는 방법	73
8	수강생 모집 흐름 파악하기	76

3장 ✧ 요가원 창업, 나도 할 수 있을까?

1	요가원 운영의 기본	81
2	요가원에 필요한 면적 파악하기	84
3	요가원 수업 구상하기	87
4	요가원 수업 규정 만들기	90
5	개인 수업과 그룹 수업	93
6	홈 스튜디오와 임대 스튜디오	96
7	홈 스튜디오 운영 시 주의점	100
8	하루 최대 수업 횟수 정하기	103
9	오감을 사로잡는 요가원	106

4장 ✧ 요가원 창업, 무엇을 준비해야 할까?

1	요가원 창업을 결정하고 가장 먼저 해야 할 일	111
2	공간을 선택할 때 필수 확인 사항	114
3	수업 도구 선택하기 및 판매할 상품 준비하기	117
4	인테리어와 비품에서 가장 중요한 것	120
5	요가원 오픈 D-day!	123
6	오픈 날짜에 맞출 수 없다고요?	126
7	최종 목적지는 '요가원 오픈'이 아니다	130

5장 ✧ 안정적인 운영 시스템, 어떻게 만들까?

1 소규모 요가원이 필요한 시대   135
2 매출 목표와 수강료 설정 방법   138
3 정기권과 일일권   141
4 요가원 사업자 등록   144
5 요가원의 회계에 관하여   146
6 수강료를 원활하게 인상하는 방법   149

6장 ✧ 단골 수강생, 어떻게 만들까?

1 최고의 홍보는 '나'   155
2 수강생에게 전달할 메시지   158
3 마음을 울리는 프로필 작성법   161
4 프로필을 전달할 대상 고려하기   164
5 전문가에게 맡기기   167
6 "선생님의 요가 수업을 계속 듣고 싶어요."   170
7 단골 수강생 확보를 위한 3S   173
8 재등록과 연결되는 신뢰   176

7장 ✧ 요가원 수익 창출, 어떻게 할까?

1 직접 기획하고 제안하는 요가 수업   181
2 목적, 목표, 기한을 정하기   184
3 나만의 비서를 고용하기   188
4 방문 유도 및 요가원 인지도 상승   191
5 수업 예약 취소를 최소화하는 방법   195

6	뉴스레터와 손 편지	198
7	SNS 활용법	201
8	광고 없이 수강생의 목소리로 홍보하기	204
9	요가 수업 외의 매출 만들기	207

8장 ✧ 갑작스러운 위기, 어떻게 대비할까?

1	만일의 사태에 대비하기	213
2	요가 강사로서 성공과 실패	217
3	요가원을 폐쇄할 수도 있다고요?	220
4	더 이상 요가 강사로 일할 수 없다는 비극	222
5	관점의 전환을 통한 성장	225

9장 ✧ 다시 오고 싶은 요가원, 무엇이 다를까?

1	요가만의 특별한 호스피탈리티	231
2	요가 비즈니스 기획하기	234
3	요가 비즈니스에서 추천하는 홍보 방법	237
4	어려운 기술보다 수강생과의 유대감	240
5	재등록을 높이는 방법	243
6	선택받는 요가 강사	246
7	요가 지도자 과정	249
8	나다움을 소중히 여기기	252
9	진정한 의미의 브랜딩	255
10	다른 분야에서 배운 호스피탈리티	258

10장 ✧ 요가 강사, 성장하려면 어떻게 해야 할까?

1	수강생의 인생을 함께하는 요가 강사	263
2	수익이 오르는 강사의 여섯 가지 필수 요소 part 1	266
3	수익이 오르는 강사의 여섯 가지 필수 요소 part 2	269
4	수익이 오르는 강사의 여섯 가지 필수 요소 part 3	272
5	고령화 사회에 필요한 요가 강사	275
6	일과 삶의 균형 유지하기	278
7	다른 서비스업 분야 참고하기	280
8	시간과 비용을 현명하게 투자하기	283
9	요가 비즈니스의 다음 단계	286
10	괴롭고 힘든 경험은 신의 선물	289
11	몸과 마음과 영혼의 수련	292
Special Interview	요가원 운영 선배가 들려주는 이야기 ①	295
Special Interview	요가원 운영 선배가 들려주는 이야기 ②	298
Special Interview	요가원 운영 선배가 들려주는 이야기 ③	303
Special Interview	요가원 운영 선배가 들려주는 이야기 ④	307

나가며	309

1장

요가 강사,
지속 가능한 삶이
될 수 있을까?

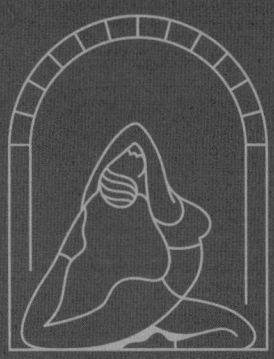

1
요가 강사라는 직업

몸과 마음이 건강해지는 직업

문명이 아무리 발달하고 세상이 바뀐다고 해도, 결국 모든 행복의 바탕은 건강한 몸과 마음에 있습니다. 일하면서 몸과 마음이 건강해질 수 있고, 매일매일 작은 행복을 느낄 수 있고, 소중한 사람의 건강과 행복을 도울 수 있는 일을 해 보고 싶지 않나요? 이 모든 것을 실현할 수 있는 직업이 바로 '요가 강사'입니다. 요가는 4천 년에서 5천 년에 이르는 오랜 역사를 지녔습니다. 지금은 단순한 전통 건강법을 넘어 하나의 라이프스타일로 자리 잡았죠. 실제로 요가를 꾸준히 즐기는 인구는 계속 늘어나고 있습니다.

수익 창출을 위한 비즈니스 구조

"요가를 접하고 그 매력을 온몸으로 느끼고 나니, 누군가에게 전하고 싶어졌다." 이러한 마음으로 요가 강사가 되는 분들이 점점 많아지고 있습니다. 하지만 요가만으로 생계를 유지하기 어렵다고 생각하시는 분들이 많습니다. 더불어 2020년 이후 코로나19의 영향으로 요가 스튜디오 폐업, 해고, 수업 시간 단축 등이 이어지며 수입이 줄거나 이직을 고민하는 분들도 많아졌습니다. 요가를 직업으로 삼고 몸과 마음의 건강과 행복을 지키면서 수익을 창출하려면, 비즈니스 구조가 관건입니다.

요가 강사로서 커리어 시작

- 다양한 요가 스타일 중에서 자신이 좋아하는 것을 선택할 수 있다
- 일상생활이 풍요로워진다
- 부업으로도, 본업으로도 충분히 시작할 수 있다
- 요가뿐만 아니라 철학, 명상 등의 분야도 직업으로 선택할 수 있다
- 아름답고 균형 잡힌 체형으로 변한다
- 일하는 과정에서 자연스럽게 자신도 건강해 질 수 있다
- 궤도에만 오르면 충분한 수입을 얻을 수 있다
- 평생 현역으로 일할 수 있다

2

다양한 요가의
종류와 지도법

먼저 수강생으로 수업을 받아 보기

요가 강사라는 직업에 관심이 생겼다면 먼저 요가 수업을 직접 받아 보아야 합니다. 요가 수업을 선택하는 기준은 사람마다 다를 수 있지만, 지금 자신의 고민이 무엇이며, 앞으로 어떤 삶을 살고 싶은지 생각해 보는 것이 좋은 기준이 될 수 있습니다. 이런 수업이 있으면 좋겠다, 나중에는 이런 내용을 직접 가르쳐보고 싶다 등 의욕적인 상상에서 출발해도 괜찮습니다. 요가에는 수많은 종류가 있고 다른 분야와의 조합도 가능합니다.

◆ **핫 요가 VS 상온 요가**

　고온다습한 환경에서 수련하는 '핫 요가'는 유연성과 체력을 끌어올리는 데 효과적입니다. 땀을 많이 흘리며 깊은 성취감을 얻을 수 있습니다. 반대로 '상온 요가'는 자기 몸과 마음을 더 섬세하게 들여다보며 요가를 깊이 체험할 수 있습니다.

◆ **대규모 VS 소규모 수업**

　대규모 수업은 수강료가 상대적으로 저렴해서 여러 수업을 부담 없이 수강할 수 있다는 장점이 있습니다. 소규모 수업은 수강료가 다소 높을 수 있습니다.

◆ **파워 계열 VS 힐링 계열**

　움직임이 크고 활동량이 많은 파워 계열 요가, 명상과 스트레칭 위주의 힐링 계열 요가. 각각의 매력과 장점이 분명하게 존재합니다.

◆ **다양한 요가 스타일**

　전통적인 인도 요가부터 최근에 만들어진 새로운 형태의 요가까지, 전 세계에는 정말 다양한 스타일의 요가가 존재합니다. 그 안에 담긴 철학과 사상은 모두 건강한 삶에 도움을 줍니다.

요가 수업의 종류와 특성

핫 요가
- 고온다습한 환경에서 많은 땀을 흘리며 깊은 성취감을 얻을 수 있다.
- 신진대사를 촉진하고 몸을 유연하게 만든다.
- 설비 투자비와 시설 유지비(수도, 전기, 청소 등)가 일반 요가에 비해 높은 경향이 있다.

상온 요가
- 몸에 부담을 주지 않는 환경에서 다양한 스타일의 요가를 자유롭게 수련할 수 있다.
- 마음과 몸을 천천히 들여다보며 요가를 깊이 체험할 수 있다.
- 설비 투자비와 시설 유지비는 비교적 낮게 유지할 수 있다.

대규모 수업
- 한 번에 많은 수강생을 지도할 수 있다.
- 수강료가 비교적 저렴하다.
- 커뮤니티와 유대감이 자연스럽게 형성된다.

소규모 수업
- 개인 맞춤형이 가능하기 때문에 수업 가치가 높아진다.
- 요가의 효과와 건강 측면의 개선을 더 쉽게 체감할 수 있다.
- 수강료는 다소 높게 형성되는 경향이 있다.

파워 계열
- 지방 연소와 발한 효과가 있다.
- 체형 개선 효과가 뛰어나다.
- 운동량이 많아 근력 강화에도 효과적이다.
- 노년층이나 몸이 불편한 분들에게는 어려운 동작이나 자세가 포함될 수 있다.

힐링 계열
- 요가 초보자도 부담 없이 시작할 수 있다.
- 몸과 마음을 안정시키고 릴랙스 & 리프레시 효과를 느낄 수 있다.
- 노년층이나 몸이 불편한 분들도 무리 없이 수련할 수 있다.

다양한 유파와 스타일

요가는 전 세계적으로 수많은 유파와 스타일이 존재합니다. 인도에서 탄생하여 오랜 역사를 지닌 전통적이고 고전적인 요가를 포함하여 다양한 요가가 있습니다. 아쉬탕가, 시바난다, 하타, 플로우, 빈야사, 쿤달리니, 아헹가, 포레스트, 크리팔루, 지바묵티 요가 등이 있습니다.

자세, 명상, 호흡의 수련을 중심으로 전개되는 기본적인 요가 외에 현대적인 감각으로 새롭게 만들어진 요가도 다양합니다. 아로마 요가부터 산전 요가, 산후 요가, 재활 요가, 교정 요가, 의자 요가, 오피스 요가, 시니어 요가, 파워 요가, 힐링 요가 등이 있습니다.

3

21세기
요가 강사

넓어지는 요가 강사의 활동 범위

불과 얼마 전까지만 해도 요가 강사는 오프라인 수업이 일반적이었지만, 현재는 큰 변화 속에서 요가 강사의 활동 영역이 다양해지고 있습니다. 또 요가 강사에게 요구되는 사회적 역할도 점점 확대되고 있습니다. 요가 강사가 되면 어떤 일을 할 수 있을까요?

- 온·오프라인 요가 수업
- 요가 관련 철학, 명상 등 관련 세미나
- 요가 강사 양성
- 콘텐츠 제작, 제품 및 브랜드 협업

또 이 책에서 제안하는 자신의 요가원을 보유한 분은 다음과 같은 일도 가능합니다.

- 요가 강사 채용
- 스튜디오 대관 사업
- 공간을 활용한 다양한 활동
- 지점 확장 및 수익 다각화

고령화 사회에서 요구되는 요가 강사

고령화가 진행되며 돈으로도 살 수 없는 '건강'을 중요하게 여기는 사람들이 늘고 있습니다. 100세 시대를 맞이한 지금, 건강과 장수는 많은 이의 바람이 되었습니다. 세계보건기구WHO는 건강을 다음과 같이 정의합니다. "건강이란 단순히 병이 없거나 허약하지 않은 상태가 아니라, 신체적·정신적·사회적으로 완전한 복지 상태를 말한다." 요가는 다양한 측면에서 사람들의 건강을 지원할 수 있는 분야입니다. 각자의 개성과 삶을 빛나게 만드는 요가 강사가 많아지면 세상은 더욱 밝아지고, 모두가 활기차게 살아갈 수 있을 것입니다.

요가 강사가 되면 할 수 있는 일

자원봉사 및 무상 수업	가족이나 지인을 초대하거나 혹은 지역 사회 공헌을 목적으로 무상으로 요가 수업을 진행한다.
이벤트 수업	지역 단체나 공공기관, 기업 등에서 의뢰를 받아 이벤트 수업을 진행한다.
온라인 요가 수업	인터넷 스트리밍(Zoom, Google Meet 등)을 활용해 원격으로 온라인 요가 수업을 진행한다. 온라인 클래스 플랫폼에서 위탁 또는 제휴 계약을 맺고 수업을 진행하는 경우도 있다.
피트니스 센터 및 문화 센터 수업	계약을 체결한 후, 지정된 장소나 매뉴얼에 따라 수업을 진행한다. 수업 내용이 완전히 정해져 있는 경우도 있다.
요가 관련 지식 강의	세미나나 강좌 등을 통해 요가나 자신의 전문 분야에 대한 지식을 전달한다. 잡지 칼럼 연재, 집필, 출판 등으로 자신이 공부해 온 내용을 공유하며 수익을 얻는다.
대여 스튜디오 수업	대여 스튜디오나 대여 공간을 이용해 요가 수업을 진행한다. 요금 결제 방식은 1회 결제, 월 정기 결제 등 다양하며, 해당 장소나 운영 방식에 따라 달라질 수 있다.
요가원 창업	자택 또는 임대 상가에서 요가원을 직접 운영한다.
요가 강사 양성	앞으로 요가 강사가 되고 싶은 사람이나, 지도력과 대응력을 향상하고 싶은 사람을 대상으로 요가 지도자 과정을 진행한다.
다른 분야와의 협업	요가의 틀을 넘어 다른 분야와의 협업을 통해 상품을 제작하고 판매한다. 요가 관련 콘텐츠를 제작한다.

시대의 변화에 따라 요가 강사가
할 수 있는 일의 범위도 넓어지고 있다.

근무 방식에 따른
장점과 단점

요가 강사의 다양한 근무 방식

앞서 이야기한 것처럼, 요가 강사의 일하는 방식은 점점 다양화되고 있습니다. 이제는 삶의 방식, 가치관, 인생의 단계에 맞춰서 일하는 방식을 스스로 선택할 수 있는 시대입니다.

◆ **본업 VS 부업**

요가 강사를 본업으로 삼으려면 생활을 유지할 수 있을 만큼의 수익을 확보해야 합니다. 반면에 부업으로 시작할 경우는 무료 수업이나 저렴한 수업으로 가볍게 시작할 수 있는 여지가 있습니다.

◆ 고용직 VS 자영업

　강사로 고용되는 경우 일정 부분 고정적인 급여를 받으며 비교적 안정적으로 일할 수 있지만, 언제 수입이 줄거나 계약이 해지될지 모르는 불확실성도 존재합니다. 반면 직접 요가원을 창업하는 경우 자유와 함께 책임도 따라옵니다. 스스로 일을 만들어 갈 수 있고, 안정적인 궤도에 오르면 더 높은 수입을 기대할 수 있습니다.

◆ 공간 대관(외부 스튜디오) VS 공간 임대(자체 스튜디오)

　외부 스튜디오를 짧은 시간 동안 대관해서 수업을 진행하면 공간을 임대해서 자체 스튜디오로 진행하는 것보다 적은 비용으로 운영할 수 있습니다. 반면 장기적으로 상가를 임대할 경우, 임대료 등 고정 비용이 들지만 그 공간을 자유롭게 활용하며 자율적으로 진행할 수 있습니다.

◆ 홈 스튜디오 VS 외부 스튜디오

　집을 요가원으로 활용할 경우, 수강생에게 생활감이 드러나지 않도록 신경 써야 합니다. 임대한 외부 스튜디오를 활용할 경우, 인테리어와 비품 등을 활용해서 수강생을 맞이하기 좋은 환경을 만들 수 있습니다. 이 외에도 개인 수업이나 그룹 수업 등 자신의 생활 스타일, 현재 상황, 목표 수입 등에 맞춰 다양한 선택지를 조합해 나갈 수 있습니다. 내게 가장 잘 맞는 방식을 선택하세요.

─────────── **요가 강사의 근무 방식**

구분	장점	단점
본업	일하면서 평생 배움을 이어가고 수강생을 꾸준히 관리할 수 있는 기반을 다지기 쉽다. '이 일로 먹고살겠다.'라는 각오가 생기기 때문에, 행동력도 함께 높아진다.	요가 강사로 일하면서 동시에 운영자나 책임자라는 부담감이 따른다.
부업	라이프스타일이나 인생의 단계에 따라 일하는 방식이나 환경을 유연하게 조절할 수 있다. 요가 외의 분야에서 수입 기반을 마련할 수 있다.	큰 수입을 얻기 어렵다. 시간과 장소의 제약이 따르는 경우가 많다. 또한 본업으로 다른 회사에 소속되어 있는 경우, 부업이 금지되거나 제한될 수도 있다.
고용직	스스로 일을 찾아야 한다는 어려움 없이, 계약된 곳에서 수업을 진행하며 일부 고정적인 급여를 받을 수 있다.	근무 시간이나 수업 내용 등에서 고용주의 요청이나 규정에 따라야 한다. 스스로 수입을 높이기 어려운 경우가 많다.
자영업	수입을 스스로 조절하거나, 수업 내용을 자유롭게 구성하기 쉽다.	예기치 못한 상황에도 모든 것을 스스로 해결해야 하는 책임이 따른다.

구분	장점	단점
공간 대관	부담 없이 대여한 공간을 활용할 수 있다.	시간이나 사용 방식이 자유롭지 않은 경우가 많다. 시설이 폐쇄되면 이용이 어려워질 수 있다. 설비나 인테리어를 자유롭게 꾸밀 수 없다.
공간 임대	수업 외에도 자신의 수련이나 사무 업무에 집중할 수 있는 환경을 갖출 수 있다. 요가원 콘셉트나 타깃 수강생에 맞춰 인테리어부터 프로그램 구성까지 자유롭게 조정할 수 있다.	초기 투자 비용이 많이 든다. 고정비, 유지비, 관리비 등의 부담도 따른다.
홈 스튜디오	아늑하고 편안한 분위기로 수강생을 맞이할 수 있다. 임대료라는 고정비가 따로 들지 않아 운영비를 절감할 수 있다.	생활 공간의 분위기가 드러나기 쉽다. 수강생에 따라서는 외부 스튜디오 요가원이 더 믿음직스럽다고 느끼기도 한다. 입지가 눈에 잘 띄지 않아 홍보가 어려울 수 있다. 일과 사생활의 구분이 어려워진다.
외부 스튜디오	전문적인 공간을 운영하고 있다는 신뢰감과 안정감을 줄 수 있다. 간판이나 광고를 활용해 적극적으로 홍보 활동을 할 수 있다.	홈 스튜디오에 비해 운영에 들어가는 비용이 더 많다.

5

요가 강사의
수입

그렇다면, 현재 요가 강사의 수입은 어느 정도일까요? 그 폭은 매우 넓습니다. 무료로 수업을 제공하는 분부터 요가 비즈니스를 경영해 연 수입 수천만 원에 달하는 분까지 다양합니다. 수입이 늘어나면 더 많은 투자가 가능해지는 만큼 요가 비즈니스를 안정적으로 발전시켜 나가는 것이 중요합니다.

요가 강사의 일반적인 수입

요가 강사의 수입은 근무 장소나 고용 형태에 따라 달라지기 때문에 단정 지을 수는 없지만, 일반적인 수입은 다음과 같습니다.

◆ 다른 기관의 프리랜서 강사

요가원이나 피트니스 센터, 문화 센터 등에서 고용되어 일할 경우, 보통 시간당 급여는 3만 원에서 3만 5천 원에서 시작합니다. 경력이나 수강생 수에 따라 급여가 인상되는 경우가 있습니다. 또한 센터의 특성, 고용 형태, 계약 내용에 따라 다를 수 있습니다.

◆ 자율적으로 온·오프라인 수업 운영

자율적으로 직접 온라인이나 오프라인 수업을 기획해서 운영하는 경우, '수강료 단가 × 인원수'로 수익이 결정됩니다. 비즈니스 브랜딩을 하고 특화 수업, 요가 지도자 과정을 운영하거나 홍보에 성공하면 수입이 훨씬 높아지기도 합니다. 요가 비즈니스를 발전시키고자 한다면, 수강료 단가를 높이는 전략이 핵심이 됩니다.

근무 방식에 따른 요가 강사의 수입

요가원, 피트니스 센터, 문화 센터 등의 프리랜서 강사	• 개인 실적, 수강생 모집 상황, 센터의 특성 등에 따라 수입 폭은 매우 다양하다. • 보통 시간당 급여는 3만 원에서 3만 5천 원으로 시작된다. • 하루 수업 횟수는 시설에 따라 다양하다. • 수업이 비는 시간에는 다른 업무를 맡는 경우도 있다. • 경력에 따라 급여는 협상 가능성이 있다. • 수강생 모집이 잘 되면, 수강생 수에 비례해서 급여가 인상되는 경우도 있다.
자율적으로 오프라인 수업 운영	• 직접 공간을 임대하거나 집에서 오프라인 수업을 운영하는 경우다. • '수강료 단가 × 인원수'로 수익이 결정된다. • 수강료와 인원수를 스스로 조정할 수 있어 단가를 높이는 것도 가능하기 때문에 수익률이 높다.
자율적으로 온라인 수업 운영	• 장소의 제약 없이 더 많은 수강생을 확보할 수 있다. • 요가 강사의 인지도에 따라 수강료 가격대의 폭이 크다. • 유튜브 등에서 무료로 콘텐츠를 제공해 수익을 얻는 것은 상당한 인기를 얻지 않으면 현실적으로 어렵다. • 온라인 시스템이 보편화되면서 강좌나 이벤트를 스트리밍 하거나 온라인 플랫폼에서 영상 판매를 통해 수익을 얻는 사례도 늘고 있다.

※ 고용 형태나 계약 내용에 따라 다를 수 있다.

> 수입의 시세를 알아볼까요?

6
너무 저렴한 수강료

앞서 소개한 요가 강사의 수입 예시를 보면, 수입이 낮다고 생각할 수도 있습니다. 그렇다면 요가 강사는 수익을 어떻게 높일 수 있을까요? 요가 강사의 수익과 깊게 관련된 수강료부터 수익을 대하는 요가 강사의 태도까지 살펴보겠습니다.

누구나 요가 강사가 될 수 있다

이제 요가가 건강과 미용을 위한 표준적인 방법으로 자리 잡은 만큼 요가 강사의 수 역시 늘어나고 있습니다. 요가 자격증 과정을 수강하면 수료증을 받고 요가 강사로서의 삶을 시작할 수 있습니다. 시간과 비용만 있으면 누구나 요가 강사가 될 수 있는 세상이죠.

요가 비즈니스를 주도적으로 경영하는 힘

수익이 낮은 강사와 높은 강사의 차이는 무엇일까요? 요가 강사 중에서도 '수익을 내는 요가 강사'가 되려면 반드시 요가 비즈니스를 스스로 경영하고 방향을 주도적으로 설정하는 힘이 필요합니다. 단순히 수업 횟수에 따라 수입이 정해지고, 대타 수업을 맡아야만 수입이 오르는 구조에 머문다면 몸을 혹사할 수밖에 없습니다. 아무리 열심히 일해도 수입이 크게 오르지 않으면 몸도 마음도 지치기 마련입니다.

이 가격, 너무 저렴한 건 아닐까?

'무료 수업도 괜찮아.' 혹은 '수입이 낮아도 상관없어.'라고 생각하면서도, 한편으로는 '사실 더 많이 벌고 싶어!'라는 마음이 있다면 1인 요가원 운영을 꼭 한 번 고려해 보세요. 이미 요가 수업을 하고 있는 분, 자신만의 상품이나 프로그램을 갖고 있는 분이라면 지금 제공하고 있는 수업의 가격이 혹시 너무 저렴하지는 않은지 돌아보는 시간이 필요합니다.

수익이 낮은 강사와 높은 강사의 차이

수익이 낮은 강사	수익이 높은 강사
수익과 수강료의 관계를 고려하지 않는다.	경영자의 관점을 갖췄다.
요가 강사라는 자리나 자격만으로 만족한다.	나만의 이상적인 강사의 모습이 확고하다.
현재 환경을 유지하고 수업을 소화하는 것만으로도 벅찬 상태다. 혹은, 더 많은 수업을 맡고 싶지만, 정규 수업을 맡을 기회를 얻지 못하고 있다.	1년, 3년, 5년, 10년 후의 일하는 모습과 환경을 구체적으로 그리고, 그 목표를 향해 움직인다.
자신의 수업을 어떤 사람에게 전달하고 싶은지 명확하지 않다.	요가 수업 타깃 대상이 명확하다.
스카우트 제안이나 수업 의뢰가 들어오기만을 기다린다.	수업이나 이벤트 등을 기획하여 스스로 기업이나 단체에 먼저 제안한다.
자신에게 맞는 요가 지도 방법을 스스로 공부하고 성장하려는 노력이 부족하며, 자신만의 요가 수업의 강점도 명확하지 않다.	자신의 요가 수업의 강점을 기관이나 수강생에게 명확하게 전달한다.
환경이나 몸 상태가 정돈되지 않아 수업에 집중하지 못한다.	눈앞의 수강생에게 집중하여 최고의 시간을 제공한다.
두려움, 부담감, 어려움이 앞서서 홍보나 정보 공유를 하지 않고 회피한다.	SNS 등을 통해 정기적으로 포스팅을 하며 수강생들의 신뢰를 얻는다.
매일의 수업을 소화하는 데에만 온 힘을 쏟느라 장기적인 비전이나 변화에 대한 구체적인 계획이 없다.	자신의 삶, 수입, 시간의 가치를 고려하고, 그 가치를 높이기 위해 매일 노력한다.
혼자 계속 고민을 끌어안은 채, 앞으로의 목표나 긍정적인 비전을 그리지 못하고 있다.	컨설턴트나 비즈니스 동료와 성장하며 시대에 맞는 사업을 전개한다.

고령화 사회에
요가원이 필요한 이유

건강 수명에 대한 관심이 높아지고 있는 지금

요가원의 큰 매력은 자신이 직접 경영 기반을 만들고, 프로그램을 구성하여 주체적으로 운영할 수 있다는 점입니다. 초고령화 사회에 들어서는 시대에 앞으로는 한층 더 건강에 대한 관심이 높아지고, 건강하게 수명을 연장하기 위한 방법들이 다양한 분야에서 주목받고 연구될 것으로 보입니다. 요가는 고령화 사회에 매우 적합한 건강법입니다. '의식적으로 깊이 호흡하기', '명상하기'만으로도 요가가 될 수 있습니다. 넓은 의미에서 보면 삶의 매 순간이 요가라고도 할 수 있습니다.

요가의 종류는 매우 다양하며, 건강 관리의 관점에서 본다면 '깊은 호흡과 함께 몸을 움직이기', '중력과 자기 체중을 활용한 트레이닝', '심신을 이완시켜 자율 신경을 정돈하기' 등은 모두 어렵지 않게 실천할 수 있습니다. 노화 증상이 나타나거나 휠체어 생활을 하게 되어도, 자신의 의지로 움직일 수 있는 신체 부위가 있다면 요가는 가능합니다. 증상의 진행을 늦추거나, 개선될 가능성도 있습니다.

고령화 사회를 고려한 요가원을 구상할 때는 여럿이 함께 즐기는 커뮤니티형 수업도 좋지만, 운동 효과를 극대화하려면 개인 맞춤형 또는 소규모 수업이 적합합니다. 수강생과 보다 가까운 거리에서, 마치 집에 초대하는 듯한 환대와 지도력으로 고령화 사회에도 대응할 수 있는 요가원을 만들 수 있습니다.

고령화 사회에 적합한 요가원

몸과 마음의 건강을 중시하는 트렌드다	평균 수명이 길어지면서 누구나 건강하게 나이 들고 싶고, 오래 살고 싶다고 생각한다. 노년이 되어 누군가의 돌봄을 받으며 생활하는 것보다, 스스로 몸을 움직이고 취미나 여행을 즐기며 살고 싶어 한다.
호흡과 함께 무리하지 않는 움직임을 통해 심신을 이완한다	노화, 부상, 질병 등으로 몸이 마음대로 움직이지 않더라도 무리 없이 움직일 수 있는 범위 안에서 수련하면 요가의 효과를 충분히 얻을 수 있다.
격렬한 움직임이 적다	무리하지 않고 연령에 적합한 운동 강도와 방식에 맞게 움직일 수 있다.
요가 친구를 만들 수 있다	요가는 일시적인 운동이 아니라, 정기적으로 오래 이어 갈수록 효과를 실감할 수 있는 운동이기 때문에 나이가 들어서도 꾸준히 계속할 수 있다. 그룹 수업에서는 친구들과 함께 수련하며 즐겁게 시간을 보낼 수도 있고 건강에 대한 동기부여도 높일 수 있다.
소규모 수업의 장점이 크다	수강생 개개인의 신체 상태를 파악하기도 쉽고, 불특정 다수가 아닌 수강생 한 명 한 명에게 세심하고 적절한 코칭을 할 수 있다. ※단, 프라이버시는 충분히 배려해야 한다. 이는 수강생의 요구에 따라 달라질 수 있다.
점심 모임, 티타임 등으로 커뮤니티를 지원한다	점심 모임이나 티타임 등을 기획하여 수강생이 부담 없이 커뮤니티에 참여할 수 있도록 유도할 수 있다. 수강생의 목소리를 직접 듣고 소속감과 만족도를 높일 수 있다.

요가원 비즈니스는 지금 시대와 앞으로 다가올 미래에 적합하다.

요가 강사가
돈을 벌 수 있는 시대

이제는 보편화된 온라인 수업

이전에도 온라인 영상이나 실시간 스트리밍은 존재했지만, 지금은 온라인 시스템이 더 보편화 되었습니다. 저 역시 대면 수업을 전혀 할 수 없는 상황에 위기감을 느끼고 간절한 마음으로 온라인 환경을 구축했습니다. 그 결과 지금은 집이나 전국 어디서든 쉽게 온라인 수업을 제공할 수 있는 환경이 마련되었습니다. 그 덕분에 제가 제공하는 요가 수업의 부가가치도 함께 높아졌습니다. 이처럼, 상품을 정비하고 환경을 구축하기만 하면 언제 어디서든 세계와 연결되어 요가를 전할 수 있는 시대입니다. 대면 수업만 고집하다 보면 오히려 기회를 놓칠지도 모릅니다.

도구나 공간의 특별한 제약 없이 가능한 운동

요가는 복잡한 도구 없이, 좁은 공간에서도 가능한 운동입니다. 다이어트나 체형 개선에 효과적인 요가, 건강 수명을 늘리는 요가, 부위별로 실시하는 부분 요가 등 다양한 형태가 있습니다. 불과 얼마 전까지만 해도 신성한 요가로 돈을 버는 건 옳지 않다고 여겨지기도 했습니다. 하지만 요가는 도구나 공간의 특별한 제약이 없기 때문에, 온라인 수업이 보편화되고 요가 지도 방법의 폭이 넓어지면서 요가 강사가 수익을 올릴 수 있는 시대가 열렸습니다.

지금이 기회! 요가 비즈니스

온라인 수업이 대중적인 방식으로 자리 잡았다

시간과 장소에 구애받지 않는 수업에 대한 수요가 증가하고, 온라인 플랫폼이 다양하게 생겨나면서 온라인 수업이 크게 확대되었다. 수강생 입장에서도 부담 없이 신청할 수 있다.

건강의 중요성이 더욱 강조되는 시대가 되었다

고령화 사회로 접어들면서 심신의 질병 예방과 건강 증진이 중요하게 여겨지고 있다. 또 다이어트나 체형 교정 등 특정 분야에 특화된 수업을 진행하는 요가 강사들도 점점 인기를 얻고 있다.

자신과 주변 모두의 몸과 마음을 돌보는 직업으로 주목받고 있다

돈, 물질적인 소유, 외적인 풍요로움보다 개인과 개성에 대한 존중, 내면의 풍요로움이 더 중요하게 여겨지는 시대가 되었다. 각자가 자신답게 빛나기 위한 기반으로 몸과 마음의 건강을 돌보는 요가의 수요가 높아지고 있다.

> 시대적 흐름을 볼 때,
> 요가 수업을 찾는 사람이
> 늘어나고 있습니다.

9

내가 원하는
요가 라이프

만약 요가를 직업으로 삼고 싶다면, 단순히 자격증을 따는 것보다 먼저 '나의 요가 인생을 설정하는 것'에서부터 출발해야 합니다. '내 인생에서 요가 강사는 어떤 의미일까?'라는 질문을 스스로에게 던지고, 일과 삶의 균형을 고민해 보세요. 예를 들어 원하는 근무 방식, 이상적인 연 수입, 수업 횟수, 수업 시간, 영업시간과 휴일 등을 고려해야 합니다.

가장 중요한 것은 연 수입 목표 설정

그중에서도 특히 중요한 것이 바로 이상적인 연 수입을 설정하는 것입니다. 요가 강사의 삶을 지속하려면 반드시 고민해야 합니다. '좋아하는 일을 하며 사는 것만으로도 행복하니까 돈은 중요하지 않아.', '요가라는 일로 고액의 수강료를 받으면 안 된다고 배웠어.' 이런 생각을 가지시는 분도 많을 겁니다.

하지만 현실을 보면, 주 20회나 수업을 하지만 연 수입이 전혀 늘지 않거나, 일은 즐겁지만 미래의 돈 문제로 불안해하는 분들이 꽤 많습니다. 그러니 처음에는 조금 높다고 느껴지는 목표라도 좋으니, 장래에 원하는 연 수입을 먼저 정해 보세요. 주 2~3일 정도 나만의 시간을 소중히 여기며 혼자서 요가원을 운영하는 요령은 먼저 내가 원하는 연 수입과 휴일을 정한 다음, 연 수입을 세부 단위로 나누어 계산해서 수업이나 상품의 가격을 설정하는 것입니다.

꿈꾸는 요가원의 모습을 명확히 그려 보기

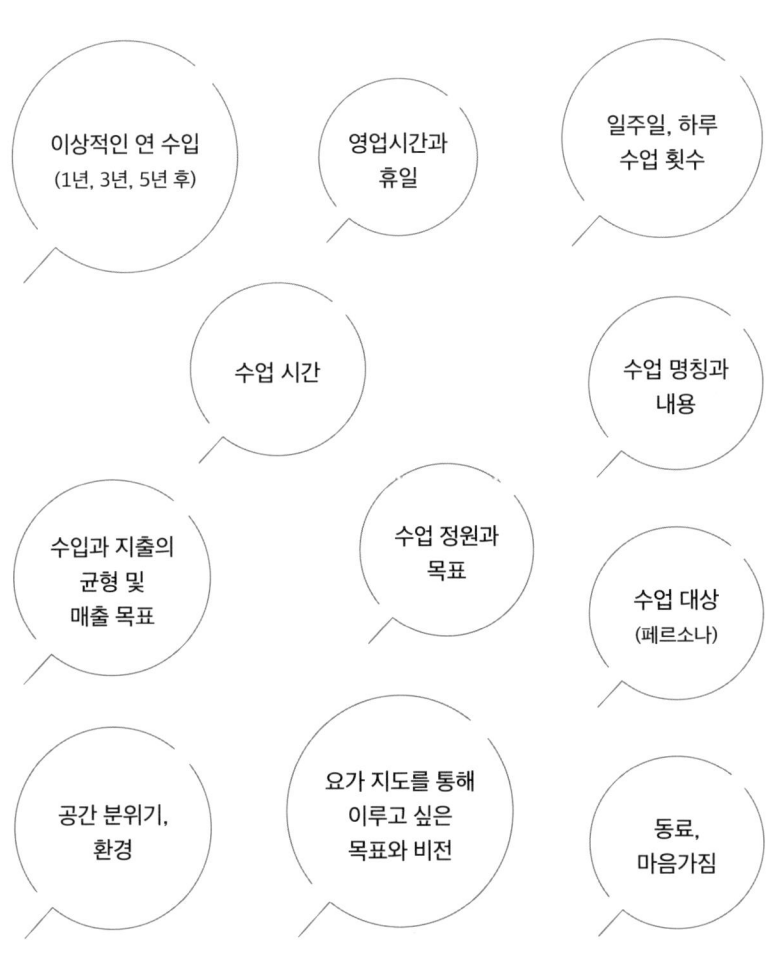

위의 요소들을 고려하여 자신이 이상적이라고 여기는 요가원의 운영 방식을 구체적으로 생각해 보자.

Column

저자의 요가원
'샨티비자' 수강생의 목소리 ①

H.T 님
회사 경영, 주부, 50대, 개인 수업, 요가 경력 6년

Q 샨티비자에서 가장 좋았던 점은 무엇이었나요?
A 무엇보다 선생님을 정말 좋아해요. 선생님의 목소리만 들어도 힐링되는 느낌이에요. 처음 문의 메일을 드렸을 때, 바로 전화를 주셨고 요가가 완전히 처음이어도 괜찮다고 아주 친절하게 응대해 주셔서 안심하고 요가를 시작할 수 있었어요. 처음 시작하는 사람도 이해하기 쉬운 설명과 그날그날 컨디션에 맞춰서 지도해 주시는 점도 샨티비자를 좋아하게 된 큰 이유 중 하나예요.

Q 이전에 다른 요가 수업을 경험해 보신 적이 있나요?
A 아니요, 없습니다.

Q 요가원을 고를 때 절대 포기할 수 없는 것은 무엇인가요?

A
- 선생님을 좋아하는지
- 개인 수업이 가능한지
- 다니기 편한 위치, 수업 시간대

Q 요가원에 다닌 후 어떤 변화가 있었나요?

A 스트레스가 줄었고, 체력도 유지되고, 약했던 부위의 근력이 점점 좋아지고 있어요. 요가에는 전혀 관심이 없었던 초보자인 저에게도 아주 쉽게 가르쳐 주셨어요. 처음에는 계속할 수 있을까 하는 불안감도 있었지만 꾸준히 다니다 보니 걱정했던 허리 상태도 회복되었고 지금은 불안도 사라졌어요. 수업을 빚을 때마다 정신적으로도 편안해져요. 처음에는 요가가 단순히 스트레칭과 자세를 취하는 운동이라고만 생각했는데, 그 속에 담긴 깊이를 알게 되면서 몸도 마음도 건강해질 수 있다는 걸 느꼈어요. 선생님의 요가를 만나 정말 다행이라고 생각해요.

Column

저자의 요가원
'샨티비자' 수강생의 목소리 ②

S.I 님
요양업 종사, 60대, 그룹 수업, 요가 경력 5년

Q 샨티비자에서 가장 좋았던 점은 무엇이었나요?

A
- 선생님의 말 한마디 한마디. 요가에 관한 이야기뿐만 아니라, 항상 있는 그대로를 존중해 주시는 따뜻한 말투
- 차분한 분위기(아로마와 식물, 스튜디오의 인테리어)
- 수강생 개개인의 언동, 건강 상태, 정신적인 컨디션까지 섬세하게 확인 후, 그에 맞춘 배려 깊은 지도
- 함께하는 즐거운 동료들

Q 이전에 다른 요가 수업을 경험해 보신 적이 있나요?
A 아니요, 없습니다.

Q 요가원을 고를 때 절대 포기할 수 없는 것은 무엇인가요?

A
- 지도자의 인품, 실력, 향상심
- 위생적이고 마음이 편해지는 환경
- 안심하고 수업을 받고 싶다는 마음을 충분히 만족시켜 줄 수 있는 공간

Q 요가원에 다닌 후 어떤 변화가 있었나요?

A 59살에 남편을 잃고, 여러 가지 일들이 겹치면서 몸과 마음이 모두 지쳐버렸어요. 삶에 대한 자신감도 잃은 채 1년이 흘렀을 무렵, 비로소 가까운 친구에게 제 마음속 괴로움을 털어놓을 수 있게 되었어요. 그 친구가 "말씀을 참 따뜻하게 하시는 요가 선생님이 있어. 네 몸과 마음을 진심으로 보듬어줄 수 있을 거야."라며 이곳을 추천해 줬어요. 무언가에라도 의지하고 싶은 간절한 마음으로 요가 수업을 수강하기로 결심했습니다. 요가에 대해 아무것도 모르는 채 수업을 시작한 초기에는 몸이 잘 움직이지 않았지만, 선생님의 한마디 한마디가 마음에 깊이 와닿아서 수업 중에 눈물을 흘리며 요가를 했던 나날이었습니다. 당시 저는 체중이 10kg이나 빠질 정도로 체력이 거의 없는 상태였지만, 수업을 거듭하면서 근육량이 늘고 유연성이 좋아지며 체간이 단단해지는 것을 느낄 수 있었습니다. 몸보다 마음이 먼저 안정되면서 나 자신을 소중히 여겨도 된다는 것을 배우고, 삶을 다시 긍정적으로 바라볼 수 있게 되었습니다. 마음이 전보다 한결 밝아지

면서 60대로서 성장 가능성을 즐기게 됐고, 지금은 무엇이든 할 수 있다는 생각으로 선생님의 요가 지도자 과정에도 참여하고 있습니다. 그 결정을 내릴 수 있는 마음과 몸으로 이끌어주신 선생님께 진심으로 감사드립니다. 앞으로의 인생을 더 자신 있게, 당당하게 살아가고 싶습니다.

Column

저자의 요가원
'샨티비자' 수강생의 목소리 ③

기미 님
주부, 70대, 개인&그룹 수업, 요가 경력 12년

Q 샨티비자에서 가장 좋았던 점은 무엇이었나요?

A 선생님의 인품입니다. 요가 수업뿐만 아니라 선생님과 아로마테라피를 나누는 것 자체가 힘이 되고 행복하게 요가를 배울 수 있어서 그 시간이 무엇보다 소중하게 느껴집니다. 소규모 수업이라 아늑하고 편안한 분위기는 다른 요가원에서는 느끼기 어려운 점이에요. 큰 요가원에서는 요가를 잘하는 분들 사이에서 괜히 위축되고 긴장되기 마련인데, 이곳에서는 소수 인원으로 여유롭게 요가를 할 수 있어서 마음까지 편안해집니다. 선생님은 늘 조금이라도 몸에 불편함이 있으면 언제든지 부담 없이 말씀해 달라고 하시고, 그날그날의 몸 상태에 맞춰 수업 내용을 조절해 주십니다. 70세라는 나이에 불편함이나 불안을 숨기지 않고 자연스럽게 말할 수 있다는 점은 정말 감사하

게 느끼고 있어요.

Q 이전에 다른 요가 수업을 경험해 보신 적이 있나요?

A 예전에 다니던 헬스장에서 요가 수업을 한 번 받은 적이 있어요. 그때 강사님이 우연히도 지금의 요가 선생님입니다. 그 헬스장은 아주 큰 스튜디오에서 많은 인원이 함께 수업을 받는 구조라 선생님의 얼굴도 제대로 볼 수 없을 정도였고, 겨우 앞사람의 동작을 따라 하는 게 전부였어요. 그 이후, 딸이 건강을 위해서 같이 요가를 해 보자고 권유해서 함께 찾아간 곳이 바로 샨티비자였고, 그곳에서 호시 선생님과 운명 같은 재회를 하게 되었습니다.

Q 요가원을 고를 때 절대 포기할 수 없는 것은 무엇인가요?

A
- 요가 실력 향상을 목표로 두기보다는 마음에서 우러나 즐겁고 행복하다고 느끼며, 몸과 마음 모두 편안하게 운동할 수 있는지가 중요합니다.
- 수업이 기다려질 만큼 즐겁다고 느끼지 않으면, 지속하기 어렵다고 생각합니다.

Q 요가원에 다닌 후 어떤 변화가 있었나요?

A 샨티비자에서 처음으로 수업을 받았을 때, 내 몸을 천천히 관찰하고 다정하게 보살피며 몸과 마음에 감사하라는 호시 선생님의 말

쏨이 참 인상 깊었습니다. 그전까지는 제 몸과 제대로 마주해야겠다고 생각해 본 적도 없었어요. 하지만 수업 중 손가락 하나하나, 발가락 하나하나를 만지며 깨닫는 것들부터 시작해, 매번 수업에서 배우는 모든 것들에서 비롯되는 일상의 작은 변화가 기뻐서 감동하고 있습니다. 샨티비자에 다니고 나서부터 별거 아닌 일상에서도 항상 감사함을 느끼고, 매 순간을 소중히 여기는 마음으로 살아갑니다. 신체적인 측면에서도 이 나이가 되었는데도 크게 약해졌다는 느낌이 없고, 유연성도 잘 유지되고 있어서 매일 활기차게 지낼 수 있습니다. 딸도 이렇게 말합니다. "엄마 나이쯤 되면 넘어지면 골절 위험이 많은데, 엄마는 요가 덕분인지 넘어져도 다치지 않더라. 몇 살이 되든 계속 이렇게 다닐 수 있으면 좋겠어." 이 말을 들을 때마다 요가를 계속하고 있는 지금의 제가 참 감사하게 느껴집니다.

2장

어떤 요가원을 만들까?

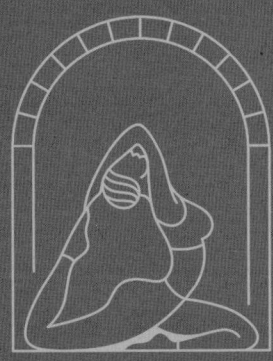

1
수강생이 요가 수업을 고르는 기준은 바로 요가 강사

마음과 삶의 철학까지 다루는 요가이기에

여러분에게 가장 소중한 것은 무엇인가요? 나 자신, 가족, 시간, 돈, 인간관계 등 사람마다 중요하게 여기는 요소는 다릅니다. 그렇다면, 요가 수업은 여러분에게 어떤 의미인가요? 이 역시 사람마다 가치관이 다르겠지만, 많은 이에게 요가는 몸과 마음의 건강을 위한 기반이 되고 있습니다.

요가는 단순히 몸만 움직이는 활동이 아니라, 마음과 삶의 철학까지도 다루는 깊고 넓은 분야입니다. 만약 요가를 그저 몸을 움직이는 운동으로만 여기면 어떤 선생님에게 배워도 크게 상관없을지도 모릅니다. 하지만 요즘은 요가가 단지 운동의 영역을 넘어 삶 전체에 영향을 준다는 생각이 더 널리 퍼지고 있습니다.

  그렇다면 수강생은 어떤 선생님께 배우고 싶다고 느낄까요? 꾸준히 공부해 성장하는 선생님, 전문 분야의 자격을 갖춘 선생님, 혹은 책을 집필하거나 TV에 출연한 선생님 등 여러 가지 희망 사항이 있을 것입니다.

  "○○ 선생님이니까, 선생님에게 요가를 배우고 싶어요."라는 말을 들을 수 있는 요가 강사가 될 수 있도록 자신의 강점을 살리고, 무엇보다 진심을 담아 수업을 진행해야 합니다. 요가를 배우는 것이 곧 삶의 배움을 얻는 것과 같다고 생각한다면 어떤 학교를 나왔는지, 어떤 자격증이 있는지, 어디에 소속되어 있는지보다 그 요가 강사의 인간성과 인격이 중요해집니다.

수강생이 선택하는 요가 강사

요가를 배우는 것은 곧 삶의 배움을 얻는 것과 같다.

- 명상과 철학을 가르쳐 주는 선생님
- 건강한 라이프스타일을 적극적으로 도와주는 선생님
- 인도에서 요가를 수련한 선생님
- 자격증을 보유한 선생님
- 온화하고 평온한 수업을 진행하는 선생님
- TV나 잡지에 나온 유명한 선생님
- 활기가 넘치고 확실하게 신체를 단련해 주는 선생님

> 요가 강사는 인간성과 인격으로 선택받습니다.

한 차원 더 높은
요가 강사가 되기 위해

자신의 매력이 무엇인지 생각해 보기

요가는 국가 자격이 있는 직업이 아니며, 인증 과정을 수료하면 누구나 요가 강사가 될 수 있습니다. 그리고 실제로 요가 강사의 수도 점점 늘어나고 있습니다. 그렇다면, 많은 요가 강사 중에 수강생에게 선택받는 요가 강사가 되기 위해서는 어떤 요소를 갖추어야 할까요? 그 답 중 하나는 수강생의 신뢰를 얻고 기대에 부응할 수 있는 강사가 되는 것입니다. 단순히 자격증의 유무, 아름다운 외모보다 중요한 것은 상대에게 진짜 매력적으로 느껴져야 한다는 것입니다. 그렇다면 요가 강사로서 매력에는 어떤 요소가 있을까요?

◆ **삶의 태도**

삶의 가치관. 요가와 삶을 대하는 마음가짐을 말합니다.

◆ **자격·공부**

요가, 건강, 미용 관련 자격은 물론이고 그동안 경험 속에서 공부하고 쌓아 온 지식들도 포함됩니다. 의외성은 언제나 좋은 스토리가 됩니다.

◆ **요가 경험**

단순히 자격증과 연차가 아니라 인도에 수련을 다녀온 경험이나 유명한 스승님으로부터 배운 경험 등도 매력 포인트가 됩니다.

◆ **외면과 내면**

외적인 매력이 있다면 사진이나 콘텐츠를 통해 시선을 끌 수 있습니다. 하지만 선택받는 가장 큰 요소 중 하나는 '공감'입니다. 사람은 자신과 비슷한 경험을 가진 사람에게 자연스럽게 관심을 갖고 공감을 느끼기 마련입니다. 단순히 외적인 요소를 보고 좋다고 생각하는 데에서 그치지 않고 과거의 어려움과 같은 내면의 이야기가 드러날 때 더 큰 공감을 불러일으키기도 합니다. "운동을 잘하진 못했지만, 요가만큼은 계속할 수 있었어요.", "타고나길 예민한 성향이지만 요가 덕분에 더 편하게 살아갈 수 있게 됐어요." 이런 이야기야말로 여러분만의 이야기가 됩니다.

나만의 매력을 찾기 위해 솔직해지기

> 과거의 불행, 상처, 불안, 어려움, 나약함과 같은
> 내면의 이야기가 드러날 때 더 큰 공감을 불러일으킬 수 있다.

예시

- "원래 운동을 싫어하고 잘하지 못했지만, 요가를 통해 느끼는 편안함에 매료되어 요가를 시작하게 됐어요."
- "어린 시절 가정이나 교육 환경이 부족해 늘 마음 한구석이 허전했지만, 요가를 배우고 깊이 접하면서 마음이 채워지는 행복감을 느낄 수 있게 됐어요."
- "직업병이라며 포기했던 허리 통증이 요가를 통해 호전되며 요가의 건강 효과를 몸소 실감하게 됐어요."

저자의 예시

- "어릴 적엔 조용하고 섬세한 성격으로, 활발하고 눈에 띄는 언니의 그늘에 가려졌었어요. 점차 저만의 개성과 자아를 자각하고, 요가 강사가 되어 건강을 돕는 일에 기쁨을 느끼기 시작했어요."
- "아버지는 술과 담배를 즐긴 탓에 병을 얻어 고통받다 일찍 세상을 떠나셨어요. 그 경험을 통해 건강의 소중함을 절실히 깨닫고 요가 강사가 되기로 결심했죠."
- "교통사고로 크게 다치고 3개월간 휴업했어요. 더 이상 요가 강사로 일하기는 어렵다고 생각해 포기하려던 순간도 있었지만, 점차 회복되면서 그 경험을 토대로 기존의 강도 높은 파워 요가에서 몸과 마음을 치유하는 힐링 요가로 방향을 전환해 지도하기 시작했어요."

3

모르면 부끄러운
수업 매너

수강생은 지켜보고 있다

"아직도 이 자세 안 되세요?"

"다른 분들은 다 하셨어요."

"몸이 너무 굳으셨네요."

"좀 더 참아 보세요."

이런 말들을 무심코 습관처럼 하고 있지 않나요? 수업 매너에서 중요한 세 가지 요소는 ① 단정한 외모, ② 인사, ③ 말투입니다. 그중에서도 말투는 어떤 말투를 쓰는지에 따라 수강생에게 주는 인상이 크게 달라집니다. 수강생이 알고 있는지 모르고 있는지, 잘하고 있는지 못하고 있는지를 평가하는 말투는 피하는 것이 좋습니다. 가장 중요한 것은 상황에 따라 적절히 사용하는 유연함입니다. 때로는 친근하고 편안한 말투로 소통하는 것도 좋지만, 요가원은 어디까지나 고객 응대라는 점을 잊지 말고 기본은 '언제나 친절하고 정중한 태도'라는 점을 기억해야 합니다.

수강생들은 생각보다 강사의 태도를 꼼꼼히 봅니다. "요가 수업 60분만 마치 연기하듯 집중해요.", "그 외 시간은 업무 외니까 신경 쓰지 않아요." 이렇게 말하는 강사 분들도 있습니다. 하지만 수강생은 요가 강사가 다른 수강생과 나누는 대화나 행동도 지켜보고 있습니다. 수업 시간이나 그외 시간에 수강생 응대 매너를 소홀히 한다면, 오해를 사서 안타까운 상황이 생길 수도 있다는 점을 기억해 두세요. 세계적인 운동선수나 유명 인사들도 평소의 매너와 마음가짐, 인간성을 중요하게 생각하고 사적인 자리일수록 더 정중하게 행동하는 경우가 많습니다. 수업 매너에 자신이 있으신가요? 말투는 정확하고 정중하면서도 친근하게 느껴지나요? 전화, 문자, SNS 문의 응대에서 사용하는 말투도 함께 점검하며, 시대에 맞는 소통 방식으로 다듬어 가야 합니다.

유의해야 하는 매너 포인트

기본

청결	모두에게 공통으로 호감도를 높이는 데 가장 중요한 요소는 '청결'이다. 청결한 헤어스타일, 손톱, 옷차림을 유지하는 것이 중요하다. 청결을 기본으로 삼고 나만의 개성과 스타일을 더해가면 좋다.
인사	언제나 밝게 먼저 인사하자. 정중하고 편안한 인사는 상황에 맞게 적절히 구분해서 사용한다.
말투	기본적으로는 정중한 말투를 유지한다. 다만 요가 지도 스타일에 따라서는 친근한 말투나 애칭으로 이름을 부르는 방식이 수강생에게 더 큰 만족감을 줄 수도 있다.
행동	기본은 정중함을 잃지 않는 것이 중요하다. 행동의 기본을 익히고, 상황에 따라 적절히 구분해 사용할 수 있어야 한다. 예를 들어 한 손이 아닌 양손으로 물건을 건네고, 수강료 결제를 진행하거나 확인할 때의 태도 등도 중요한 요소다.

의외로 유심히 지켜보는 포인트

수업 시간 외의 언동	요가 수업이 60분이라고 할 때, 그 시간 외에 수업 전후의 말과 행동 또한 모두 수업의 일부다. 수강생이 요가원에 들어올 때부터 나설 때까지 정중한 태도를 유지한다.
전화, 문자, SNS 응대	전화, 문자, SNS에서도 기본적인 매너를 소중히 여기고 언제나 정중한 태도를 유지한다. 아무리 관계가 가까워지더라도 '소중한 시간과 돈을 지불하는 고객'이라는 마음가짐은 절대 잊지 말아야 한다.
업체 응대	요가원을 운영하고 홍보하기 시작하면 영업 전화도 자연스럽게 늘어난다. 불필요한 영업 전화라고 하더라도 정중히 거절하는 태도를 잊지 말자. 그 사람이 수강생이 되거나, 그의 가족이나 친구가 수강생이 될 가능성이 있기 때문이다.
의식하지 못하는 장소에서	요가원 외의 장소에서도 한결같이 행동하는 것이 중요하다. 의식하지 못하는 장소에서 현재, 미래의 수강생을 만날 수 있다.

4

최적의 환경으로
최고의 첫인상을

또 오고 싶은 요가원

"감동적인 경험이었다."

"기분이 정말 좋아졌다."

누구나 한 번쯤은 이런 경험을 해 봤을 것입니다. 그렇다면 만족의 경험은 어떤 요소에서 비롯되었을까요? 요가 강사로서 일정 수준 이상의 지도력은 전문가라면 당연히 갖추어야 할 기본 요소입니다. 예를 들어 이해하기 쉬운 지도 방식, 수강생의 니즈를 충족시키고 효과를 체감하게 해 주는 시퀀스, 정확한 자세 시범 제공 등이 있습니다.

하지만 지도력과 같은 수준, 혹은 그 이상으로 수강생에게 깊이 남는 것이 있습니다. 그것은 바로 첫인상입니다. 요가원 자체의 인상,

수업 전과 수업 후의 응대와 관리입니다. 아무리 수업 경력이 길고 자격증이 많아도, 수강생이 그 시간에 만족한 경험이 없다면 재방문으로 이어지기 어렵습니다. 첫인상을 결정하는 요소의 비율은 외모, 표정, 몸짓, 시선 등의 시각 정보가 55%, 목소리의 톤, 속도, 볼륨, 말투 등의 청각 정보가 38%, 말의 내용, 단어 자체의 의미 등의 언어 정보가 7%라고 합니다. 첫인상이 중요하다는 말은 모든 서비스업에 공통으로 적용됩니다. 아래 두 가지는 꼭 확인해야 할 첫인상의 기본 조건입니다.

- 요가원의 청결함과 편안함
- 요가 소도구, 어메니티의 상태

이처럼 수강생을 맞이하는 환경은 언제나 최상의 상태로 준비되어 있어야 합니다. 그리고 수업이 끝난 후에는 또 오고 싶다는 마음이 들도록 마지막 인사 한마디로 따뜻함을 전해 보세요.

수강생에게 기억되는 요가원의 인상

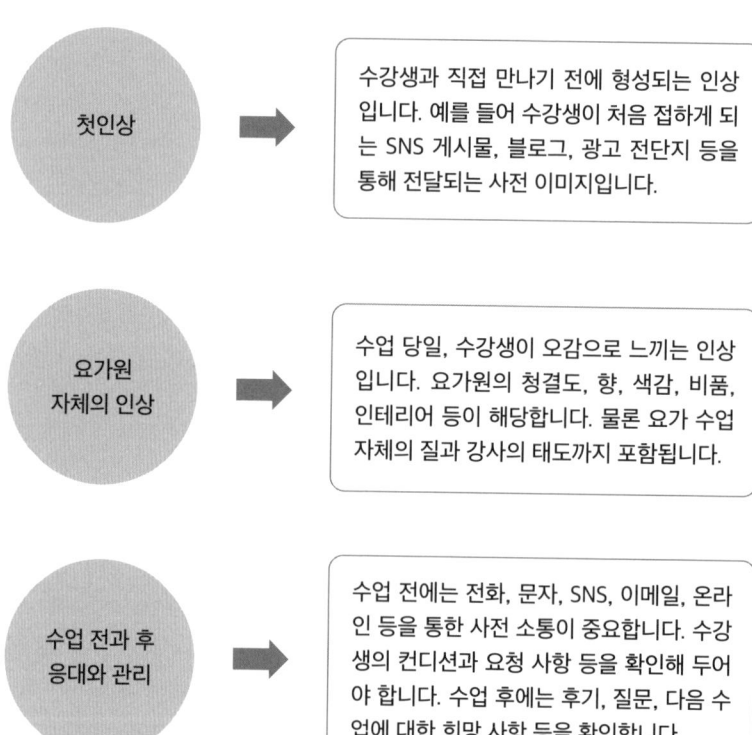

첫인상	수강생과 직접 만나기 전에 형성되는 인상입니다. 예를 들어 수강생이 처음 접하게 되는 SNS 게시물, 블로그, 광고 전단지 등을 통해 전달되는 사전 이미지입니다.
요가원 자체의 인상	수업 당일, 수강생이 오감으로 느끼는 인상입니다. 요가원의 청결도, 향, 색감, 비품, 인테리어 등이 해당합니다. 물론 요가 수업 자체의 질과 강사의 태도까지 포함됩니다.
수업 전과 후 응대와 관리	수업 전에는 전화, 문자, SNS, 이메일, 온라인 등을 통한 사전 소통이 중요합니다. 수강생의 컨디션과 요청 사항 등을 확인해 두어야 합니다. 수업 후에는 후기, 질문, 다음 수업에 대한 희망 사항 등을 확인합니다.

수강생은
여러 가지를 보고 듣고
느끼고 있습니다.

5

요가+α,
나만의 개성을 담은 α

'요가+α' 서비스

 요가라고 하면 일반적으로 '요가 동작을 따라 하는 운동'이라는 이미지를 떠올리는 분들이 많습니다. 하지만 실제 요가는 그보다 훨씬 깊고 넓으며, 오랜 시간 걸쳐 이어져 온 몸과 마음의 건강법입니다. 그만큼 고전적인 요가부터 현대적인 요가까지 매우 다양한 형태가 존재합니다.

 이러한 기본적인 토대 위에 최근 주목받고 있는 것이 바로 '요가+α' 서비스입니다. 실제로 제 요가원에서도 '요가+ 아로마테라피', '요가+ 트레이닝' 등의 프로그램을 제공하고 있으며, 수강생들로부터 큰 호응을 얻고 있습니다. 자신의 요가원에서 프로그램을 구성할 때는 나만의 개성을 담아 특별한 시간을 제공할 수 있도록 고민해 보세요. 이런 +α의 특별한 시간은 곧 그 요가원만의 강점이 되며, 그런 가치를 추구하는 수강생에게 강하게 어필될 수 있습니다.

만족감을 주는 서비스 경험에서 얻는 아이디어

세상에는 다양한 호스피탈리티Hospitality 비즈니스가 존재합니다. 대표적인 예로는 호텔, 놀이공원, 레스토랑, 에스테틱 등 숙박업, 관광업, 서비스업이 있습니다. 또 최근에는 미용실조차도 단순한 기술 경쟁을 넘어 서비스의 차별화를 통해 호스피탈리티를 강화하고 있는 곳이 많습니다. 풍요롭고 정성스러운 서비스와 상품은 결국 고객 만족을 높입니다. 저 역시 특별한 날에는 가능한 한 좋은 서비스를 직접 경험하려고 합니다. '요가'나 '요가 강사' 업계로 한정하지 않아도 좋습니다. 요가 분야 안에서는 보이지 않고 체험할 수 없는 다른 분야의 서비스를 통해 더 다양한 아이디어를 떠올릴 수 있습니다.

자신만의 +α로 만드는 특별한 요가 수업

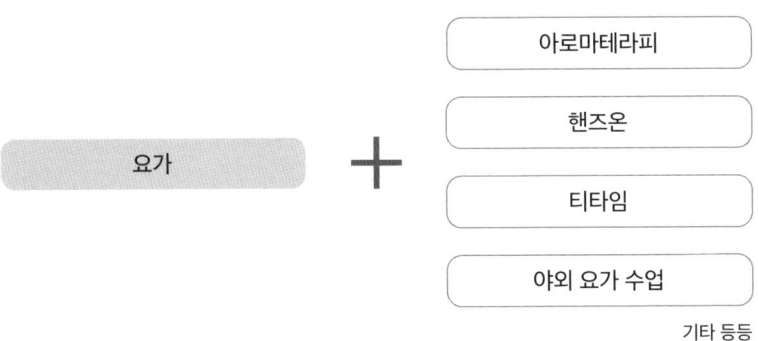

수강생에게 또 다른 가치를 제공하기

- 요가 강사 자신이 직접 좋은 응대, 마음이 따뜻해지는 서비스, 감동적인 호스피탈리티를 경험해 보는 것 그 자체가 수강생을 위한 아이디어로 이어진다.
- 호텔, 레스토랑, 미용실, 에스테틱 등에서 받는 고급 서비스 경험은 물론, 일상에서의 작은 감동이나 눈에 띄는 배려까지, 모든 것이 훗날의 요가원을 경영하는 데 소중한 아이디어가 될 수 있다.
- 좋았던 경험에서 배울 수 있는 것이 있는가 하면, 오히려 불편하거나 아쉬웠던 경험에서 배울 수 있는 것도 많다. "나는 왜 그 상황에서 불쾌함을 느꼈을까?", "그 시설이나 직원은 왜 그런 응대를 했을까?" 이런 질문을 던져보며 서비스 감수성을 키워 나가는 자세가 필요하다.
- 시대의 흐름에 맞춘 서비스를 추가하자. 요즘에는 온라인 서비스를 도입하고 수익을 높인 요가 강사들도 많다. 지금 시대에 필요한 것은 무엇인지 고민해 보자.
- 반대로 시대의 흐름에 뒤처지고 수요가 적어진 서비스는 과감히 정리하거나, 더 고급스럽게 업그레이드해 보자.

6

눈앞의 수강생에게
온전히 집중하기

수업 준비부터 수업 중, 수업 이후까지 해야 할 일

무엇이든 검색만 하면 쉽게 정보를 찾을 수 있는 지금, 누군가에게 직접 묻거나 책을 뒤져가며 찾아보는 일은 점점 줄어들고, 이제는 혼자서도 많은 것을 배우고 알 수 있는 시대입니다. 그렇다면 이런 시대 속에서 요가원이 수강생의 마음을 사로잡기 위해 지켜야 할 마인드와 본질은 무엇일까요? 그것은 바로 눈앞에 있는 수강생에게 전력을 다해, 지금 자신이 할 수 있는 최선의 응대를 하는 것입니다.

요가 강사로서 수업 준비부터 수업 중, 그 이후까지 할 수 있는 일을 해 나가는 것입니다. 수업 전에 수강생의 정보를 미리 파악하고, 이에 적절한 맞춤형 수업을 준비하기. 수업 직전에 컨디션이나 요청 사항을 꼼꼼하게 카운슬링하기. 수강생과의 대화 중 중요한 내용은 메모하기. 수업 일지 남기기. 그리고 수업 후에는 간단하게 소감을 묻기. 전체적인 요가 수업 과정에서 눈앞의 수강생에게 온전히 집중해야 합니다.

요가는 수업 직후가 아니라 그 여운 속에서 효과를 실감하는 경우도 많으니, 수업 이후에도 세심하게 응대한다면 다음 수업을 준비하는 데 유익한 피드백을 얻을 수도 있습니다.

사진 촬영 시에 유의할 점

SNS 게시물용으로 수업 사진이나 영상을 찍을 일이 생길 수도 있지만, 저는 수업의 흐름을 끊으면서까지 촬영하지는 않습니다. 요가의 집중력과 효과를 떨어뜨린다고 느끼기 때문입니다. 촬영이 필요할 경우는 별도의 시간을 마련해 진행해도 좋습니다. 또한 게시물을 올릴 때는 수강생의 프라이버시와 마음을 배려하며 신중하게 판단합니다. 모든 순간을 소중히 여기며 수강생을 존중해 주세요.

수강생의 마음을 사로잡기 위한 체크리스트

- ☐ 수강생의 정보를 바탕으로 미리 수업을 계획한다.
- ☐ 수업 전에 수강생의 컨디션이나 요청 사항을 세심하게 확인한다.
- ☐ 수강생의 이야기를 메모한다.
- ☐ 수업 후에는 피드백을 듣는다.
- ☐ 수업 일지를 작성한다.
- ☐ 수강생을 이름으로 부른다.
- ☐ 수강생의 이야기를 경청하고, 도움이 될 수 있는 정보가 있다면 함께 나눈다.
- ☐ 감사 편지를 쓴다.
- ☐ 점심 모임, 티타임, 신년회, 송년회 등 수강생들이 서로 이야기를 나눌 수 있는 커뮤니티를 만든다.
- ☐ SNS, 블로그, 뉴스레터 등을 활용해 수업 외에도 수강생의 몸과 마음을 관리한다.
- ☐ 요가에 국한하지 않고, 필요에 따라 심신의 건강이나 라이프스타일에 대한 조언도 제공한다.
- ☐ 수강생에게 정보를 제공하는 분야에 대해 끊임없이 배우고 지속적으로 발전시킨다.
- ☐ 수강생이 체험 수업을 들을 때, 수업에 등록할 때, 정기적으로 설문 조사를 통해 수강생의 니즈를 확인한다.
- ☐ 요가 이외의 분야에서도 정보에 귀 기울이며, 수강생에게 필요한 정보가 있다면 공유한다.
- ☐ 요가와 건강에 대한 지식과 실천에 깊이를 더하기 위해 추천 도서나 참고 사이트를 소개한다.
- ☐ 그림이나 일러스트로 설명하는 편이 더 이해하기 쉬운 경우(발바닥 지압점이나 반사구 등)는 자료를 복사해서 나누어 준다.

수강생이 만족할 수 있는 수업을 위해
할 수 있는 일이 무엇인지 생각해 보자.

불안을 자신감으로
바꾸는 방법

"내가 요가 강사를 해도 될까?"

"다른 강사님이 더 많은 수강생을 모을 수 있지 않을까?"

"이쯤에서 그만둘까?"

누구나 다양한 이유로 불안을 느낍니다. 요가 강사라고 하면 몸매도 좋고, 다정한 성격에, 긍정적이고, 말도 잘하는 사람이라는 이상적인 이미지가 대중 속에 자리하고 있습니다. 그 기준에 스스로 맞지 않는다고 느낄 때 또는 실제로 수강생이 잘 모이지 않을 때, 자신감을 잃고 불안감을 느끼는 일도 자연스러운 일입니다. 이러한 불안을 자신감으로 바꾸려면 그 불안의 정체를 정확히 알고, 부족한 부분을 배워 나가며 깊이를 쌓아야 합니다. 그 경험이 결국 요가 강사로서의 설득력과 자신감으로 이어지게 될 것입니다.

요가 강사로서의 특별함

예를 들어 체지방이 많고 통통한 체형의 사람이 요가 강사 자격을 따고 수업을 시작했다고 가정해 봅시다. 그런데 수강생에게 외모나 체형을 지적받고 상처를 받았다면, 그 순간이야말로 진짜 시작점입니다. 요가가 가진 몸과 마음의 균형을 회복하는 힘을 바탕으로 자신의 불안이나 콤플렉스를 하나씩 이겨내야 합니다. 그 경험이 자신감이 되어 비슷한 고민을 하는 사람들에게 용기를 주고, 나아가 신뢰로 이어집니다. 저 역시 교통사고로 몸의 균형이 무너졌을 때 요가 강사를 그만두려고 했던 적이 있습니다. 하지만 포기하지 않고 오랜 시간 재활과 회복을 거치며 다시 요가 수업을 시작했고, 수강생들로부터 단단한 신뢰와 기대를 받을 수 있게 되었습니다.

콤플렉스, 수강생에게 다가가는 열쇠

Q 마른 체형이라고 할 수도 없고, 체지방도 보통입니다.
날씬한 체형의 수강생을 보면 열등감을 느낍니다.

A 우선 그런 열등감을 느낀 나 자신을 있는 그대로 소중히 여겨 주세요. 자신의 체형에 콤플렉스를 갖고 있다면, 그로 인해 오히려 수강생의 공감을 얻을 수 있습니다. 함께 이상적인 몸을 목표로 하는 선생님이 될 수도 있고, 혹은 지금 이 체형 그대로 내 몸을 소중히 여겨도 된다는 메시지를 전하는 존재가 될 수도 있습니다. 한편 체지방을 줄이고 싶다고 진심으로 느낀다면, 조금씩 노력해 나가면 됩니다. 체성분 개선의 결과는 분명 자신의 자신감이 될 것입니다.

Q 말주변이 없어서 수강생들을 잘 가르치고 있는지 걱정입니다.
말을 좀 더 잘하면 수강생들도 더 즐거워할 것 같아요.

A 말주변이 부족하더라도 짧은 말을 천천히 정성스럽게 전하는 것만으로 '차분하고 정성껏 가르쳐 주는 선생님'이라는 매력을 전달할 수 있습니다. 만약 더 나아지고 싶다는 마음이 있다면 자신의 수업을 녹음해서 스스로 확인하고 개선해 보거나, 비즈니스 컨설턴트나 어드바이저 같은 전문가에게 객관적인 의견을 구해 보는 것도 좋습니다. 그런 과정을 통해 자신감이 생기도록 연습을 반복해야 합니다.

8
수강생 모집 흐름 파악하기

　세상에는 수많은 요가 수업이 있지만 그중에서 자신의 요가 수업에 매력을 느끼고 찾아와 주시는 분들에게는 정말 감사한 마음이 들죠. 수업을 등록하지 않더라도 SNS나 블로그를 찾아 주시거나, 메시지나 댓글을 보내 주실 때 정말 기쁩니다. 수강생으로부터 선택받았다는 그 기쁨은 무척 크고 소중한 감정입니다. 그렇다면, 그다음 단계는 무엇일까요? 수강생 모집의 흐름은 다음과 같이 나눌 수 있습니다.

　① 요가원 혹은 요가 강사를 알게 된다. → ② 관계를 맺는다. → ③ 실제로 만나서 수업을 체험한다. → ④ 계속해서 다니게 된다.

수강생과 소통하기

먼저 어떤 매체를 통해서든 자신의 요가원을 알게 되고 선택해 주신 수강생이 있다면 꾸준히 관계를 이어가는 것이 중요합니다. 인스타그램과 같은 SNS나 블로그, 카카오톡 채널을 활용할 수 있습니다. 수강생의 연령대나 생활 방식을 고려해서 연락하기 편한 수단을 미리 마련해 두면 더욱 원활하게 소통할 수 있습니다. 가능하면 여러 개의 SNS에 등록해 두고 최소한 기본적인 사용법은 익혀 두는 것이 좋습니다. 수강생이 자신의 요가원을 알게 된 후 직접 만나기 전까지는, 신뢰 형성을 위해 도움이 될 만한 정보를 진심으로 전하는 것이 중요합니다.

수강생과 연결되기 위한 도구

요가원 이미지 메이킹
- 인스타그램
- 카카오톡 채널
- 유튜브
- X(구 트위터)
- 블로그
- 페이스북
- 공식 홈페이지

수강생에게 전하는 특별함
- 뉴스레터
- 회원 소식지

수강생 모집 활용
- 인스타그램
- 카카오톡 채널
- 유튜브
- X(구 트위터)
- 블로그
- 페이스북
- 공식 홈페이지

> 다양한 채널을 활용해 수강생과 소통하는 것이 좋습니다.

3장

요가원 창업, 나도 할 수 있을까?

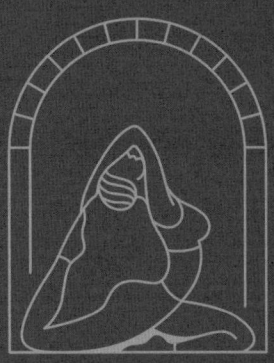

1

요가원
운영의 기본

직원으로 고용되어 일하는 것과 요가원을 직접 운영하는 것의 차이는, 한마디로 말하자면 전반적인 운영을 스스로 관리하고 필요한 절차를 모두 직접 처리하는 것입니다. 이런 말을 들으면 "어떻게 수강생을 모아야 할지 모르겠어요.", "수강생 관리가 너무 힘들 것 같아요.", "각종 설비에 돈이 너무 많이 들지 않을까요?" 같은 걱정을 하는 분들이 많습니다. 하지만 실제로는 요가원을 창업하여 요가 강사 일을 본업으로 삼았을 때, 보다 합리적이고 효율성과 수익 면에서도 균형 잡힌 방식으로 일할 수 있습니다.

모든 걸 혼자 다 해야 할까?

요가원 창업과 운영을 떠올리면 요가 지도를 제외한 수강생 관리, 회계 및 세무, 잡무 등 복잡한 과정을 떠올리며 어려울 것 같다고만 생각하는 경우가 많습니다. 그래서 혼자서 운영할수록 요가 지도 외의 업무들은 전문가의 도움을 받으며 효율적으로 진행하는 것이 필요합니다. 저 역시 전문가에게 맡기는 분야는 회계 및 세무, 경영 상담 및 비즈니스 컨설팅, 법인화 업무 등입니다. 또 요즘에는 다양한 수강생 관리 프로그램이 있어서, 시스템 안에서 수강생 등록부터 수강권 관리, 수업 예약, 안내 메시지 발송 등의 기능을 활용할 수 있습니다.

많은 요가 강사가 요가 수행, 지도력, 자격 취득 등 전문성 향상에 집중합니다. 그렇기에 그 지식과 실력을 마음껏 발휘해 자신만의 수업을 제공해 나가면 됩니다. 그리고 지속적으로 요가원을 운영하기 위해서는 경영 전문가의 도움을 받아 수입을 높이고 안정적으로 이어갈 수 있는 기반을 다지는 것이 필요합니다.

운영의 부담을 덜어주는 외부 전문가의 도움

셀프 브랜딩 경영 컨설팅 ➡
- 브랜딩 컨설턴트
- 프로필 사진 촬영
- 경영 컨설턴트
- 창업 지원

수강생 관리 ➡
- 공식 홈페이지 제작
- 각종 디자인 작업
- 수강생 관리 프로그램 활용

회계 세무 ➡
- 세무서
- 국세청 홈택스
- 경영 컨설턴트

기타 ➡
- 사업자 등록
  → 세무서 방문 혹은 국세청 홈택스
- 상표 등록
  → 특허청 혹은 전문가(변리사)

2

요가원에 필요한 면적 파악하기

이상적인 면적

    요가원에는 어느 정도의 공간이 필요할까요? 우선 자신이 어떤 형태의 수업을 하고 싶은지를 기준으로 대략적인 필요 면적을 계산합니다. 추구하는 수업 형태에 따라 필요한 면적이 달라지겠지만, 제가 운영하고 있는 요가원 전체 면적은 $46.49\,m^2$(약 14평)입니다. 이 안에는 탈의실 등 부대 공간도 포함되어 있으며, 실제 수업이 이루어지는 스튜디오 공간은 약 $26.4\,m^2$(약 8평)입니다.

    구체적으로는 최대 몇 명까지 수업을 진행할 것인지를 생각해 봅니다. 요가 매트를 깔고 수업을 하는 경우 동작이나 사용하는 도구에 따라 다르긴 하지만, 1인당 약 $2\,m^2$ 정도의 공간이 있으면 충분합니다. 바닥에 누워 손발을 넓게 펼 수 있는 정도의 공간이라고 생각하시면 됩니다. 한 명당 사방으로 2m 정도의 여유 공간이 있으면 가장 이상적이지요.

저는 처음부터 맞춤형 개인 수업을 제공할 생각이었기 때문에, 충분한 여유 공간을 확보할 수 있었습니다. 실제로는 5인 정원의 그룹 수업으로 시작했지만, 이후 코로나19로 인해 4명으로 축소하여 현재에 이르렀습니다. 감염병 예방을 위한 사회적 거리두기 개념이 자리를 잡았고 앞으로도 감염병이 옮지 않을 만큼의 거리와 공간 확보는 계속 중요하게 여겨질 것입니다. 수업 인원, 수업 방식과 목적, 사용 가능한 예산 등을 고려해서 자신에게 알맞은 적당한 넓이의 공간을 선택하세요.

◆ **넓은 공간의 장점**
- 대규모 수업이 가능하다.
- 상황에 따라 공간을 다양하게 활용할 수 있다.

◆ **넓은 공간의 단점**
- 보통 면적이 넓을수록 임대료가 비싸진다.
- 청소 및 유지 관리 범위가 넓어진다.

수강생 인원을 고려한 요가원 면적

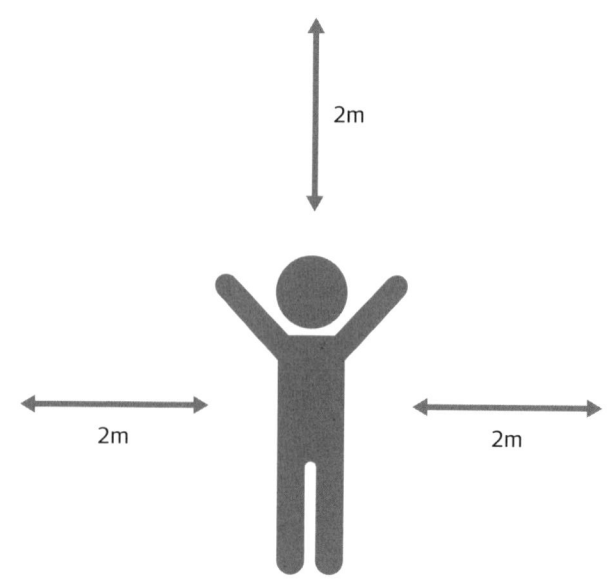

옆, 앞, 뒤에 있는 사람과 사방 2m 이상의 간격을 두면 공간에 여유가 느껴진다.

넓은 요가원의 특징

장점	단점
• 공간에 여유가 있어 쾌적하게 느껴진다. • 대규모 수업도 진행할 수 있다. • 워크숍 등 다양한 프로그램에도 대응 가능하다. • 공간 활용 아이디어를 다양하게 시도할 수 있다.	• 임대료가 비싸다. • 수도, 전기 등 공과금과 유지비가 많이 든다. • 냉난방 시스템, 청소, 보수 등 유지 관리에 손이 많이 간다.

3

요가원 수업 구상하기

지금까지의 삶과 요가 경험 회고하기

"나의 요가원을 만들어야겠다." 그런 꿈과 목표가 생겼다면, 이제 그 공간에서 진행할 수업과 상품을 구상해 봅시다. 그런데 그전에 꼭 필요한 과정이 있습니다. 바로 지금까지의 삶과 요가 경험을 회고하는 과정입니다. 과거의 경험을 토대로 앞으로 어떤 프로그램을 제공하고 싶은지, 어떤 사람들에게, 어떤 요가나 콘텐츠를 전하고 싶은지 구체적으로 정리해 보세요.

연 수입 목표 설정하기

요가원을 창업할 때 아주 중요한 것이 바로 연 수입 목표를 설정하는 것입니다. 이 목표는 나의 요가 경험, 지도 경력, 라이프스타일, 앞으로의 생활 설계와 관련이 있으니 충분히 고민해야 합니다.

예를 들어, 원하는 연 수입을 기준으로 한 달에 몇 시간, 일주일에 몇 시간, 몇 회의 수업을 진행할 것인지를 자신의 라이프스타일과 목표에 맞춰 구체적으로 계획을 세워 보세요. 이때 중요한 것은 이상을 높게 설정하는 것입니다. 과거의 나에게 너무 겸손하거나 조심스러워져서 목표치를 낮게 잡으면 실제로도 운영이 그 수준에서 그치고 맙니다.

요가원을 운영하면서 수강료를 인상하는 것은 생각보다 어렵습니다. 하지만 기본 수강료(정가)가 높은 상태에서 할인을 제공하는 방식은 비교적 쉽습니다. 지금까지 요가와 건강에 대해 공부하고 노력해 온 시간에 자신감을 가지고 여러분만의 프로그램과 수업을 만들어 나가세요.

단계별로 수업 구상하기

연 수입 3천만 원이 되는 요가원을 만들자!

- 월수입, 주 수입은 어느 정도가 되어야 할까?
- 정규 수업 횟수와 시간은?
- 정규 수업 외의 수입(상품 판매, 이벤트 등)은?

- 수익의 종류와 구성은?
- 정규 수업이나 이벤트 등의 수강료 설정은?
- 목표로 하는 수강료 단가는?

이상은 높게 설정하고,
실제로 구체화해 보세요.

4
요가원 수업 규정 만들기

수강생과 요가원, 서로를 위한 약속

 요가원 운영에서 빼놓을 수 없는 것이 바로 '수업 규정'입니다. 이는 수강생과 요가원 간에 맺는 '공식적인 약속'이라고 할 수 있습니다. 요가원의 원활한 운영은 물론, 공간과 수강생 모두를 보호하기 위해서도 수업 규정은 아주 중요한 역할을 합니다. 지인끼리 모여 운영하는 요가 동호회나 친구에게 요가를 알려주는 정도의 가벼운 모임이라면 규정을 따로 만들지 않기도 하지만, 가능한 한 꼭 만들어두길 추천합니다.
 예를 들어 무언가 문제가 생겼을 때, 시간이나 금전적인 약속을 지키지 않는 수강생이 있을 때, 수강생이 수련 중 다쳤을 때 등 여러 예기치 못한 상황에서 규정은 강력한 증빙 자료이자, 신뢰를 지켜주는 버팀목이 됩니다. 수강료, 납부 방식, 환불 시의 절차, 예약 취소 시의 규정 등이 정해져 있지 않으면 감각에 의존해 운영하게 되고, 결국 '말했니, 안 했니'를 따지는 불명확한 상황이 생깁니다. 수강생을 위해, 요가 강사로서 자신의 일과 요가원을 지키고, 더 나아가 사랑받는 요가원으로 성장시켜 나가기 위해서라도 규정을 만들어서 운영해야 합니다.

법적 효력을 지닌 서면 형태로 규정을 마련하고, 등록 안내 시점에 안내한 뒤 동의 서명을 받아 계약을 체결하길 추천합니다. 요가원 운영에서 특히 중요한 항목은 예약 방법(앱 예약 등), 취소 시의 대응(수업 몇 시간 전까지 취소 가능, 특정 시점 이후는 수강 횟수 차감 등), 입금 절차(신청 후 며칠 이내 입금), 수강권 유효 기간, 환불 규정, 수업 시간 및 장소입니다.

개인이 운영하는 소규모 요가원일수록 예약·시간·금전과 같은 내용을 명확히 기록해두는 것이 좋습니다. 이는 불필요한 오해를 줄이고, 수강생과 요가 강사 모두 기분 좋게 수업을 이어가는 데 큰 도움이 됩니다. 규정을 명시하는 것은 수강생이 혼란스럽거나 불안해하지 않도록 도와주는 배려이기도 합니다.

수업 규정 예시

수강료 납부

본 요가원은 선불 횟수차감제로 운영됩니다. 주 횟수와 상관없이 총 횟수를 기간 내에 소진하는 방식이므로, 부여된 횟수는 등록하신 기간 내에 모두 소진하시기 바랍니다.

수업 예약 변경 및 취소

- 본 요가원의 수업은 예약제로 운영됩니다.
- 예약 변경 및 취소는 수강 관리 앱에서 수업 시작 3시간 전까지 가능합니다.

환불, 수강 일시 정지, 수강 횟수 변경 신청

- 환불, 수강 일시 정지, 수강 횟수 변경을 원하실 경우, 반드시 사전에 연락해 주시길 부탁드립니다.
- 환불은 수강 취소일까지의 이용 일수에 해당하는 금액과 총 이용 금액의 10% 수수료를 공제하고 환불됩니다.
- 갑작스러운 부상이나 질병 등의 이유로 수강 일시 정지를 원하실 경우, 의사의 진단서 또는 확인 가능한 서류 사본을 제출해 주시면 최대 3개월까지 수강 정지가 가능합니다. 그 외 불가피한 사정이 있을 경우는 상담해 주세요.

이용 안내

- 수업 시작 15분 전부터 입장 가능합니다.
- 수업은 정시에 시작합니다.

※위의 수업 규정은 예시이며,
수업 규정은 공정거래위원회 기준을 기본으로 하되,
요가원 상황에 따라 변경할 수 있다.

5

개인 수업과
그룹 수업

수업에 담긴 철학과 방향성 고려하기

요가 수업을 준비할 때는 크게 나누어 '개인 수업'과 '그룹 수업' 중 어느 형태로 할지를 먼저 생각하게 됩니다. 수강생에게 어떤 요가를, 어떻게 전달하고 싶은가? 어느 정도 깊이로 수업을 진행하고 싶은가? 이 두 가지를 잘 고민해 보는 것이 중요합니다. 제가 개인 수업을 중심의 요가원을 만들게 된 이유는 수강생이 요가를 통해 몸과 마음에 더 깊은 효과를 얻길 바랐기 때문입니다.

수업 인원이 적고 개인 수업에 가까울수록 수강생을 더 효과적으로 지도할 수 있습니다. 물론 개인 수업이 가능한 만큼의 지식, 지혜, 경험이 반드시 선행되어야 합니다. 또한 개인 수업은 한 명의 수강생이 요가 강사를 독점하는 시간이기 때문에, 자연스럽게 수강료도 더 높아질 수밖에 없습니다.

   반면 그룹 수업은 인원이 많을수록 개인당 비용 부담은 줄어들고, 수강생의 접근이 쉬워지는 장점이 있습니다. 하지만 그만큼 개별적인 조언이나 피드백은 제한될 수밖에 없습니다. 개인 수업과 그룹 수업 각자의 장단점을 잘 고려하여 나만의 수업을 구성해 보세요.

개인 수업과 그룹 수업의 특징

	장점	단점
개인 수업 (1:1 지도)	• 수강생에게 맞춤형 지도를 정성껏 제공할 수 있다. • 수강생의 세세한 요청과 고민을 들을 수 있다. • 요가의 효과를 더 깊이 실감할 수 있다. • 요가뿐만 아니라 개인적인 상담에도 응할 수 있다.	• 수강료가 비싸기 때문에 수강생이 충분히 만족할 수 있어야 한다. • 수강료가 비싸기 때문에 수강생 모집이 어려울 수 있다. • 수강생 한 명만 환불해도 수익에 큰 영향을 미칠 수 있다.
그룹 수업 (단체 지도)	• 한 번에 여러 명에게 수업을 진행할 수 있다. • 수강생들 간에 서로 격려하며 동기부여가 높아진다. • 수강생들 간에 친목이 생기고, 화기애애한 요가원 분위기가 형성된다. • 요가의 즐거움을 함께 나눌 수 있다.	• 수강생 개개인에 대한 지도가 소홀해지기 쉬운 만큼, 노하우가 필요하다. • 특정 수강생에게만 집중하지 않도록 주의해야 한다.

6

홈 스튜디오와
임대 스튜디오

요가원을 창업하겠다고 결심했다면 자신의 집에서 운영할지 아니면 외부 상가를 임대해서 운영할지 고민해야 합니다. 자신이 목표로 하는 운영 형태, 서비스 내용, 그리고 당시의 상황에 따라 유연하게 선택하는 것이 좋습니다.

◆ 홈 스튜디오의 장점
- 고정 비용(임대료, 공과금 등)을 절감하기 쉽다.
- 출퇴근 시간이 필요 없다.
- 일부를 리모델링하면 자신만의 분위기를 연출하기 쉽다.
- 가정적이고 따뜻한 분위기가 느껴진다.

◆ 홈 스튜디오의 단점
- 생활 공간과 수업 공간의 분리가 필요한 경우가 많다.
- 생활 공간 안의 방은 생활감이 드러나기 쉽다.
- 처음 방문하는 수강생에게는 '남의 집'이라는 느낌이 심리적 장벽이 될 수 있다.

◆ 임대 스튜디오의 장점
- 하나의 요가원으로 자신 있게 운영할 수 있다.
- 주소를 명시하여 홍보를 공식적으로 진행하기 쉽다.
- 생활 공간과의 분리가 가능하고, 마음가짐 전환이 수월하다.

◆ 임대 스튜디오의 단점
- 고정 비용(특히 임대료)이 발생한다.
- 인테리어 과정에서 시간과 비용이 든다.
- 임대 계약이 갱신될 때 비용이 올라가거나 임대 공간과 관련된 보험에 가입하는 등 부수적인 비용도 발생한다.

임대 스튜디오를 추천하는 이유

　제가 외부 공간을 임대해서 요가원을 오픈한 이유는 요가에만 집중된 환경에서 수강생을 맞이하고 싶다는 생각이 강했기 때문입니다. 홈 스튜디오에서도 개인 수업이나 소규모 수업은 충분히 가능하지만, 아무리 작고 사소한 생활감이라도 수강생에게는 그대로 전해질 수 있습니다. 만약 오직 요가를 위한 공간을 만들고 요가에 집중하고 싶다면 상가를 임대해서 운영하는 것을 추천합니다.

홈 스튜디오와 임대 스튜디오의 특징

	장점	단점
홈 스튜디오	• 고정 비용을 줄일 수 있다. • 출퇴근 시간이 필요 없다. • 자신만의 개성을 살릴 수 있다. • 가정적이고 친근한 분위기가 느껴진다.	• 생활 공간과의 명확한 구분이 필요하다. • 생활감이 드러나기 쉽다. • 수강생 입장에서 '남의 집에 방문한다'는 심리적 부담이 생길 수 있다.
임대 스튜디오	• 하나의 요가원으로 적극적으로 홍보할 수 있다. • 생활 공간과 업무 공간이 분리되기 때문에, 수업에 더 집중힐 수 있고 전문적인 분위기를 유지하기 쉽다.	• 고정 비용이 발생한다. • 초기 인테리어 및 설비 비용이 든다. • 계약 갱신 비용. 보험 가입 의무 등 추가적인 비용 부담이 생길 수 있다.

> 요가에 집중할 수 있는
> 공간을 원한다면
> 임대 스튜디오를 추천합니다.

홈 스튜디오
운영 시 주의점

홈 스튜디오의 장점을 최대한 활용하기

홈 스튜디오로 요가원을 운영할 때 가장 주의해야 할 점은 바로 생활감이 느껴지지 않도록 하는 것입니다. 수강생은 일상에서 벗어나 요가 수업을 받으러 옵니다. 마음을 비우고 요기에 집중하고 싶고, 오감으로 힐링하며 리프레시하고 싶다고 생각합니다. 그런 상황에서 예를 들어 가족이 보고 있는 TV 소리가 들리거나, 당일 요리의 냄새가 실내에 남아 있다면, 요가에 대한 집중력과 몰입이 방해받을 수밖에 없습니다. 요가에 몰입하고 편안히 쉬고 싶은 수강생을 맞이하고 싶다면 고급스럽고 비일상적인 공간 연출이 중요합니다.

반대로 홈 스튜디오이기에 가능한 아늑한 환대도 큰 매력입니다.

수강생이 안심하고 쉴 수 있는 공간, 꽃이나 소품으로 꾸민 따뜻한 분위기, 수업 전후에 제공하는 티타임 서비스나 수업 뒤에 가볍게 함께하는 식사 자리 등도 마련하기 쉽습니다. 고정적인 임대 비용을 아끼면서도, 가족을 대하듯 정겹게 수강생을 맞이하고 싶은 경우라면 홈 스튜디오의 장점을 살려서 나만의 개성과 따뜻한 환대를 최우선으로 운영해 보세요.

온라인 수업과도 병행하기

요가 수업을 온라인 중심으로 운영할 계획이라면 굳이 별도의 공간을 마련하지 않고도 충분히 가능합니다. 우선은 홈 스튜디오로 운영하다가 규모를 키우고 싶거나 다른 강사를 채용해 수업을 함께 운영하고 싶다면, 그때 외부 공간을 임대해서 운영하는 방식으로 전환하는 것도 좋은 방법입니다.

홈 스튜디오 운영 시 체크리스트

항목	빈도
☐ 가족이 다른 방에 있을 경우, 대화 소리나 TV 소리가 수업에 방해 되지 않는지 확인하고 가족에게 미리 양해를 구해 두기	매 수업
☐ 음식 냄새가 수업 공간에 남아 있지 않은지 확인하기	매 수업
☐ 개인적인 소지품이 수업 공간에 놓여 있지 않은지 확인하기	매 수업
☐ 현관 상태 점검하기(신발이 어지럽게 놓여 있거나 방치되어 있지 않은지 등)	매 수업
☐ 화장실과 복도 정리정돈하기	매 수업
☐ 처음 방문하는 수강생을 위해 화장실 위치, 실내 환경 등에 관해 간단히 안내하기	수시로
☐ 수업 공간의 장식품 점검하기(꽃이 시들지 않았는지, 소품에 먼지가 쌓여 있지 않은지, 방치된 듯한 느낌을 주지 않는지 등)	매 수업

> 익숙한 공간에서는 미처 인식하지 못하는 것도 있을 수 있다.
> 가능하다면 제삼자의 시선으로 수업 공간에서 불편하거나
> 눈에 띄는 점이 없는지 조언을 듣는 것도 좋은 방법이다.

하루 최대 수업 횟수 정하기

요가 강사는 하루에 몇 개의 수업을 진행할까요? 긴 시간 요가를 지도해 온 제가 시기별로 되돌아보겠습니다.

① 회사원 : 하루 1~3회 수업

회사 업무가 우선이었기 때문에 수업이 없는 날도 있었다.

② 프리랜서(주로 계약 강사) : 많을 때는 하루 4회 수업

왕복 이동 시간만 2시간 이상 걸릴 때도 있었다.

③ 요가원 운영 : 하루 1~3회 수업

스스로 휴일, 영업시간, 근무 방식을 정해 자유롭게 활동했다. 주 3~5일 수업을 하고, 휴일을 확보했다.

이상적인 수업 횟수

　개인의 라이프스타일, 목표 수입, 체력, 환경 등에 따라 달라지지만, 수업 단가가 높아질수록 수업 횟수는 줄어드는 경향이 있습니다. 현재 40대로서 요가를 본업으로 삼고 있지만, 요가 수업은 하루에 1~2회, 많아도 3회 이하로 제한하고 있습니다. 이렇게 조절함으로써 체력과 정신력을 유지할 수 있고, 수입도 충분히 확보되며, 글쓰기나 개인 시간을 가질 여유도 생깁니다.

　① 라이프스타일, ② 목표 수입, ③ 체력. 이 기준에 맞춰 수업 횟수를 조절하고 거기에 맞는 수강생 모집 전략을 세워 보세요. 또 시대 흐름에 따라 물가와 소비세도 오르니 수업 단가도 상황에 맞게 점진적으로 인상하는 방향을 고려해 보세요. 아울러 정규 수업 외의 수입원을 여럿 확보하면 더욱 안정적인 운영이 가능해집니다.

하루에 진행할 수업 횟수 정하기

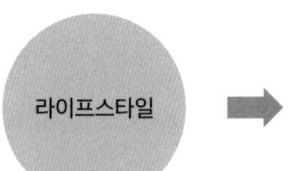

- 계속해서 요가원에서 요가를 지도하고 싶다. 일을 보람 있게 지속하고 싶다.
- 조급해하지 않고, 하루하루를 정성스럽게 살아가며, 내 마음과 몸이 만족스러운 상태를 유지하고 싶다.
- 가정과의 균형을 고려하여 너무 빠듯하지 않고 여유가 있는 삶을 원한다.

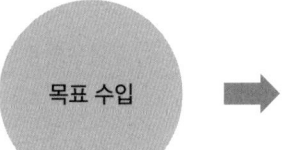

- 요가원 연 수입 목표 3천만 원
- 지출 비용을 고려해서 약 월수입 4백만 원

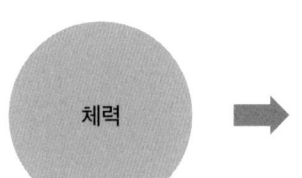

- 하루 종일 수업을 하면 몸이 지치기 때문에 오전만 수업하는 방식으로 조정한다.
- 30대에는 하루 최대 4회까지 가능하다.
- 60대에도 요가 강사로 계속해서 활동하고 싶으니, 50대가 되면 무리하지 않도록 하루에 2회만 진행한다.

> 종합적으로 생각해서 나만의 이상적인 수업 횟수를 정해 보세요.

9

오감을 사로잡는 요가원

시각, 후각, 미각, 촉각, 청각

고대 그리스 철학에서 아리스토텔레스는 자연을 인식하는 인간의 능력으로 오감을 제시했습니다. 인간은 시각을 통해 빛을, 후각과 미각을 통해 화학 물질을, 촉각을 통해 온도나 압력을, 청각을 통해 공기의 진동을 감지하며 정보를 받아들입니다. 인간은 오감을 통해 좋고 나쁨, 옳고 그름을 판단합니다. 이는 의식하든 의식하지 않든, 모든 사람에게 공통된 것입니다. 아무리 훌륭한 요가 강사가 지도해도 공간이 더럽거나 쓰레기가 방치되어 있거나 요가 매트에서 땀 냄새가 난다면, 수업 자체의 인상이 나빠질 수 있습니다. 특히 쾌적하고 청결한 공간을 매우 중요하게 생각하는 수강생이 많습니다. 따라서 먼저 깨끗한 요가원 환경을 만드는 것이 기본입니다.

   그 후에 오감과 관련된 서비스를 생각해 보세요. 시각, 후각, 미각, 촉각, 청각. 이 다섯 가지 감각 중 추가할 수 있는 부분은 무엇일까요? 제 요가원에서는 아로마테라피의 향기를 즐기며 요가를 진행합니다. 인간의 후각은 매우 특별합니다. 후각에는 의식하지 않아도 자연스럽게 작용하는 특징이 있습니다. 좋은 향기는 마음을 편안하게 해 주고, 그 자극은 신경계를 통해 전달되어 호르몬 분비나 신경 조절에도 긍정적인 영향을 미칩니다. 수업이 끝난 뒤에는 계절에 어울리는 차나 생수를 제공해 여운을 이어갈 수 있도록 하고, 스튜디오에는 생화를 활용해 생기를 더할 수도 있습니다. 이처럼 오감을 만족시키는 다양한 서비스를 통해 요가원의 개성과 서비스 품질까지 함께 끌어올려 보세요.

수강생의 만족도가 상승하는 오감 서비스

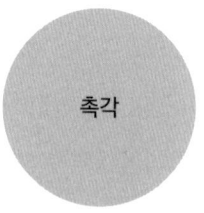

- 요가 매트, 도구 등의 청결함
- 촉감이 좋은 요가복 판매

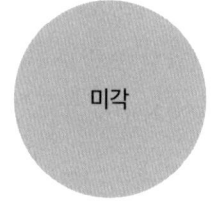

- 생수 제공
- 다양한 차 제공

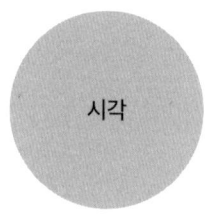

- 요가에 집중할 수 있는 심플한 인테리어
- 비비드한 컬러의 요가복 착용으로 활기찬 분위기 연출
- 힐링을 느낄 수 있는 생화 장식

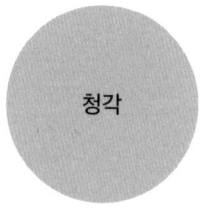

- 잔잔한 음악으로 편안한 분위기 조성
- 인도풍 음악으로 비일상적인 느낌 연출

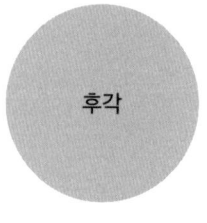

- 이완을 위한 아로마테라피
- 집중력을 돕는 방향제

4장

요가원 창업, 무엇을 준비해야 할까?

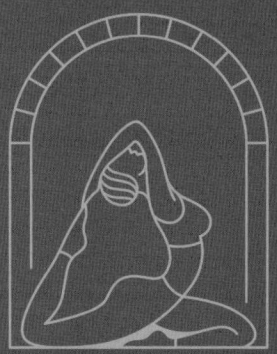

1

요가원 창업을 결정하고
가장 먼저 해야 할 일

이상과 꿈을 종이에 적어 보기

요가원을 창업하겠다고 결심했다면 먼저 계획을 세워야 합니다. 아마도 많은 분이 가장 먼저 자금 문제인 요가원 설비 및 운영 비용을 검토할 것입니다. 현실적으로 돈은 매우 중요한 요소지만, 그보다 먼저 생각해 보았으면 하는 것이 있습니다.

바로 꿈, 희망, 상상력을 최대한 부풀려 보는 것입니다. 보통 우리 마음은 돈, 인간관계, 시간 등의 제한을 둡니다. 이러한 한계는 지금까지의 경험이나 성장 배경 속에서 형성된 것입니다. 고정관념과 한계를 내려놓고 가장 바라는 미래, 이상적인 요가원의 모습을 상상하며 그 내용을 종이에 자유롭게 적어 봅시다. '○○이 없으니까 안 돼.

□□는 예전에 실패한 적이 있으니까…….'와 같이 한계를 설정하는 마음이 떠오른다면 그때마다 그 생각을 조용히 내려놓고, 나다움과 개성을 살린 요가원의 이미지를 다시 떠올려 보세요.

만다라트 채워 보기

추천하는 방법은 메이저리그에서 활약 중인 오타니 쇼헤이 선수도 학생 시절부터 활용했다고 알려진 '만다라트'입니다. 내가 꿈꾸는 이상적인 요가원을 중심으로 중요하게 생각하는 아홉 가지 항목을 써넣고, 각 항목을 더 작게 세분화해 나가는 방법입니다. 막막하거나 손이 멈춰도 괜찮습니다. 언제든지 수정하고 방향을 바꿀 수 있다는 마음으로 자유롭게 써 내려가면 됩니다. 이 방법을 쓰면 과감한 계획이나 아이디어도 자연스럽게 나옵니다. 중심을 정하고, 가지를 뻗어 그 위에 꽃을 피워 보아요.

내가 원하는 이상적인 요가원을 떠올려 보기

연 수입 3천만 원	연간 이익률 50% 이상	정원 40명 충족	요가원 내에 홍보물 비치	홍보물 포스팅	지역 정보지에 광고 게재 요청	개인 수업 10명 모집	주요 회원 40세 이상 여성	몸과 마음의 건강을 소중히 여기는 분
월간 탈퇴율 10% 이하	① 경영 목표	회원 지속률 90% 유지	SNS 전반 활용	② 홍보 방법	매일 블로그 업데이트	그룹 수업 30명 모집	③ 수강생	요가를 처음 접하는 분도 무관
전년 대비 매출 성장률 120%	2년 후 이전 및 확장	지역 건강 문화의 중심지	유튜브 영상 업로드	지인 요가 강사의 홍보 협조	인터넷 광고 활용	시간과 금전 약속을 지키는 분	수업 취소가 적은 분	요가 시간을 소중히 여기는 분
수강생 모집 강좌	요가 지도자 과정	요가 강사 지도력 향상 강좌	① 경영 목표	② 홍보 방법	③ 수강생	아로마 테라피 수업	야외 요가 수업	건강 세미나
아로마 테라피 강좌	④ 전문성 강화	SNS 활용 강좌	④ 전문성 강화	나의 요가원	⑤ 이벤트 아이디어	수강권 할인 이벤트	⑤ 이벤트 아이디어	특별 이벤트 수업
요가 강사의 운영 매너	비즈니스 마인드 연수	오리지널 상품 제작 연수	⑥ 시설, 어메니티	⑦ 상품 판매	⑧ 요가원 공간	요가복 나눔 플리마켓	요가원 굿즈 제작	점심 모임, 티타임 이벤트
5인 이상 그룹 수업 가능한 공간	전신을 볼 수 있는 큰 거울	탈의실	아로마 테라피 용품	컨디셔닝 제품	요가복	고급스럽고 차분한 분위기	넓진 않지만 여유가 있는 공간	주차 가능
청결하고 사용하기 쉬운 화장실	⑥ 시설, 어메니티	상품 판매 공간	명상 용품	⑦ 상품 판매	요가 용품	관엽 식물	⑧ 요가원 공간	남향의 자연광이 드는 실내
녹색, 흰색을 기본으로 한 비품	음향 설비	편안하게 상담할 수 있는 공간	단백질, 콜라겐 음료	다른 업종과의 협업 검토	요가, 건강 관련 도서	청결 중시	역에서 도보 10분 이내	환기가 용이한 창문

돈, 인간관계, 시간 등 마음의 한계를 뛰어넘어
구체적으로 즐겁게 상상해 본다.

2

공간을 선택할 때
필수 확인 사항

수강생의 시선으로 바라보기

요가원이 될 공간을 고르는 일은 아주 중요합니다. 입지, 위치, 구조는 수강생을 맞이하는 데에 있어 가장 중요한 요소라고 해도 과언이 아니죠. 요가원은 오감을 통해 비일상의 시간을 경험하는 공간입니다. 임대할 공간을 보러 갈 때는 "나라면 이 공간에서 요가 수업을 받고 싶을까?"라는 질문을 떠올리며 세세한 부분까지 꼼꼼히 살펴보는 것이 중요합니다.

저의 경우, 먼저 도면을 보고 공간이 마음에 들어 내부를 직접 보러 갔습니다. 입지, 구조, 청결 상태, 모든 것이 완벽했지만, 단 하나 지하철과 자동차 소음이 신경 쓰인다는 점이 마음에 걸렸습니다. 바로 옆에 도로와 선로가 위치해 있었기에 요가나 명상 시간에 소음이 거슬릴 것 같다고 판단했습니다. 그 뒤로 세 곳 정도 더 방문했지만, 어느 곳도 딱히 마음에 들지 않았습니다. 그 공간에서 요가를 지도하는 저의 모습이 떠오르지 않았던 거죠. 그러다 문득 처음 본 그 공간에서 소음 문제만 해결된다면 완벽하다는 생각이 들었습니다. 저는 풍수도 공부하고 있었기에 도면이나 방향을 보아도 그 공간이 좋다고 느껴졌습니다. 그래서 해당 공간의 주인 분께 소음 문제를 상담했더니, 놀랍게도 창문을 전부 이중창으로 바꾸고 방음 공사를 해 준다는 제안을 받았습니다. 게다가 벽지, 커튼, 바닥 마감까지 바꿔 주시고, 모든 비용을 건물 주인 측에서 부담해 주셨습니다. 그렇게 저는 작은 요가원으로 시작하기에 딱 좋은 매물을 계약할 수 있었죠.

  무엇보다 중요한 것은 요가를 배우러 오는 수강생의 시선으로, 오감을 열고 공간을 느껴보는 것입니다. 그렇게 나만의 무대가 될 운명적인 공간과의 만남을 찾아 나서 보세요.

해당 공간에서 요가를 지도하는 모습을 상상해 보기

임대 공간 선택 시, 일반적으로 고려할 수 있는 점들

	조건
입지	역에서 도보 10분 이내 / 출퇴근에 부담되지 않도록 집에서도 가까운 거리 / 큰 도로에 면해 있음 / 소음에 방해되지 않도록 2층 이상 / 자전거 주차장 있음 / 근처에 자동차 주차장 있음
구조	최소 20㎡ 이상 / 좁더라도 수업 공간과 사무 공간은 분리 / 화장실과 수업 공간은 반드시 분리
기타	월세 ○원 이내 / 주택가와 가까움 / 창밖으로 녹지가 보임 / 자연광이 잘 들어옴 / 창문이 많아 환기가 쉬움

임대 공간 계약 시, 조건 설정에서 고려할 수 있는 점들

벽지	임대인에게 허가를 받아 벽지를 바꿀 수도 있는지 확인해 보자. 또는 임대인에게 교체를 요청할 수 있는지 상담해 보자.
바닥	신축인지 구축인지, 내부 인테리어가 갖추어져 있는지 등 계약 전 상태와 계약 조건에 따라 협의할 수 있는 범위가 달라진다. 예를 들어 임대인이 비용을 부담해 요가에 적당한 경도의 마감재로 교체해 주는 경우도 있다.
구조	공간이 넓은 경우 파티션 등을 활용해 사무 공간, 비품 창고 등을 따로 구획할 수도 있다.
기타	신축이든 구축이든 에어컨, 화장실 등 시설의 현재 상태를 꼼꼼히 확인하고 실제로 요가원을 운영하는 모습을 구체적으로 상상하며 필요한 조건들을 계약 전에 다시금 확인하자. 그리고 반드시 모든 사항이 해결된 후에 계약서에 서명해야 한다.

> 지금까지 직접 방문한 요가원은 물론이고,
> 다른 분야까지 포함해 다양한 공간 경험을 떠올려 보며
> 양보할 수 있는 부분과 절대 양보할 수 없는 부분을 정리해 보자.

3

수업 도구 선택하기 및 판매할 상품 준비하기

이제 요가원에 필요한 비품을 준비해 봅시다. 가장 먼저 떠오르는 것은 요가 매트나 요가 블록일 거예요. 수업의 내실을 다지고 싶은 마음에 다양한 비품들을 갖추고 싶어지기 마련입니다. 그렇다면 어떤 기준으로 비품을 고르면 좋을까요? 추천 기준은 다음과 같습니다. 아래 사항을 고려해 선택해 보세요.

① 품질이 뛰어난 것
② 요가원 콘셉트와 자신의 이미지에 잘 어울리는 것
③ 요가원 내에서 상품 판매로 연결될 수 있는 것

상품 판매도 고려해 보기

    요가원을 지속적으로 운영해 나가기 위해서는 상품 판매도 매우 유익한 수입원이 될 수 있습니다. 예를 들어 요가원에서 사용하는 수업 도구를 수강생이 직접 사용해 보고 편리해 집에서도 쓰고 싶다고 생각하면, 그 도구를 판매하여 매출로 연결될 가능성이 있습니다.

    상품 판매 수익은 다른 시설과의 업무 계약이나 요가 정규 수업에서는 얻을 수 없는 수익이 됩니다. 내가 직접 일하는, 실제 수업 외에 부가 수입을 늘리는 것은 1인 요가원의 수익성을 높이기 위해 꼭 필요합니다. 실제로 꾸준히 운영되는 요가원은 상품 판매 시스템을 통해서도 수익을 내고 있습니다.

    가장 이상적인 상품은 내가 평소에도 직접 사용하고 애용하며 수강생에게 진심으로 추천할 수 있는 것입니다. 절대로 저렴하다는 이유만으로 상품을 고르지 마세요. 매일 사용하는 물건이야말로 좋은 제품을 골라야 한다는 마음으로 요가원의 퀄리티를 지켜 나가는 것이 중요합니다.

요가원에서 판매할 수 있는 상품

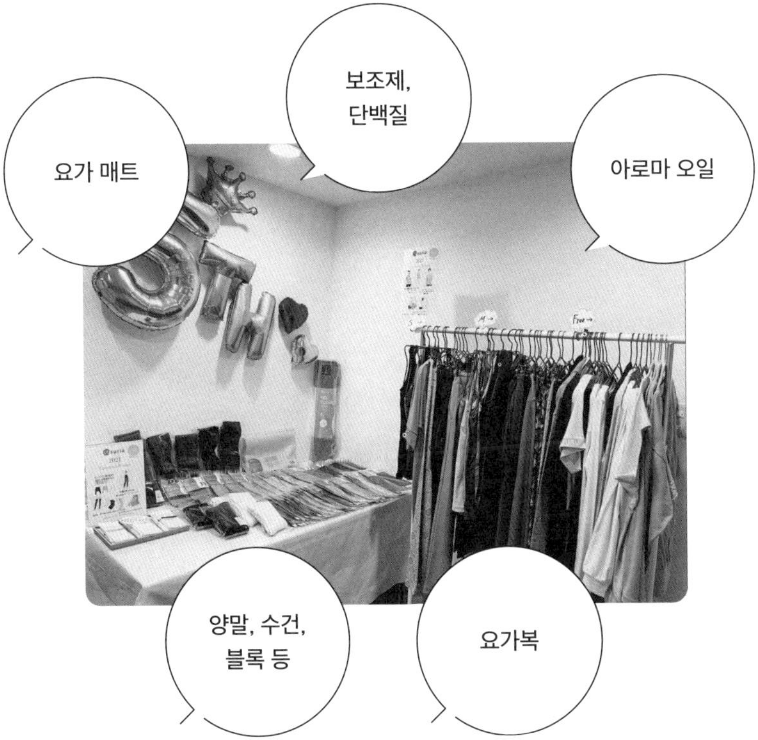

- 요가 매트
- 보조제, 단백질
- 아로마 오일
- 양말, 수건, 블록 등
- 요가복

직접 써 보고 좋았던 것을 판매하는 것이 원칙이다.
단순히 수익을 위한 판매가 아니라
진심으로 추천할 수 있는 상품을 들여와야 한다.
상품 판매 수익이 요가원 운영을 든든하게
뒷받침해 주는 경우도 있다.

# 4

인테리어와 비품에서 가장 중요한 것

불쾌했던 경험을 되돌아보기

 나만의 요가원 인테리어를 구상할 때는 두근거리는 마음이 들기 마련입니다. 그렇다면 인테리어를 계획할 때 중요한 것은 무엇일까요? 그 힌트는 '요가원'이라는 틀에 얽매이지 않는 것입니다. 요가 수업을 받으러 갔던 경험이나, 요가가 아니더라도 헬스장, 필라테스 센터, 에스테틱 숍 등 몸과 마음을 힐링하고 조율하는 공간에서 '불쾌했던 기억'이나 '쾌적했고 좋았다고 느꼈던 경험'을 떠올려 봅시다. 사람은 좋았던 기억보다 나빴던 기억을 더 오래 기억하는 법입니다.

 제가 인테리어나 비품과 관련해 가장 기억에 남는 불쾌했던 경험은 요가원의 비위생적인 상태였습니다. 예를 들면 요가 매트나 도구에서 났던 불쾌한 냄새입니다. 요가 수업에 집중하고 싶었지만, 대여한 요가 매트나 도구에서 땀 냄새가 나서 도무지 집중할 수 없었던 경험이 있습니다(그런 냄새조차 극복하고 요가에 집중할 수 있다면야 최고일 텐데……). 요가 매트는 아무리 위생 관리가 잘 되어 있는 곳이라 해도 냄새가 나기 쉬운 비품 중 하나입니다.

　그 밖에도 지저분한 탈의실이나 화장실이 거슬렸던 시설도 있었습니다. 이런 부분들은 요가원을 운영하다 보면 반드시 과제로 마주하게 됩니다. 그렇기에 청결함을 어떻게 유지하느냐가 아주 중요합니다. 요가의 철학 중에는 '샤우차(청정)'라는 개념이 있습니다. 요가 자체에 집중하기 위해 청결하고 정돈된 환경은 매우 중요한 요소라고 할 수 있습니다.

요가에 집중하기 위해 필요한 환경

요가원은 청결이 생명이다!

- 요가 매트 ➡ 땀 냄새가 나지 않는지, 모서리가 너덜너덜해지지 않았는지, 얇아지지 않았는지

- 요가 비품 ➡ 땀 냄새가 나지 않는지, 닳은 부분은 없는지, 색이 바래지 않았는지

- 탈의실 ➡ 냄새가 나지 않는지, 바닥에 쓰레기가 떨어져 있진 않은지, 로커나 바구니에 먼지가 쌓여 있진 않은지

- 화장실 ➡ 항상 청결하게 관리되고 있는지, 화장지와 핸드워시는 보충되어 있는지

- 현관 ➡ 문을 열었을 때 눈에 띄는 오염은 없는지

공간에 익숙하지 않은 새로운 시선으로 점검하는 것이 필요하다.

5

요가원 오픈
D-day!

오픈하는 날을 최고의 하루로 만들기

저의 요가원을 오픈한 것은 2016년 11월이었습니다. 실제로는 그보다 조금 앞선 10월부터 사전 오픈 형식으로 개인 수업 수강생들을 초대해 운영하고 있었습니다. 시간과 비용을 들여 직접 고르고 준비한 인테리어, 비품, 어메니티……. 거기에 수강생 분들께서 선물해주신 꽃과 장식품들이 더해져, 요가원은 저에게 무엇보다 소중한 공간이 되었습니다.

오픈 당일의 두근거림과 기쁨은 아마 평생 잊지 못할 것입니다. 요가원을 차리겠다고 독립을 결심했을 당시만 해도 그저 꿈같은 이야기였습니다. 왜냐하면 당시 제 주변에는 요가원을 직접 열고 혼자 운영하는 사람이 아무도 없었기 때문입니다.

  지금은 시대가 바뀌어 '전체에서 개인으로', '대형 브랜드에서 개별 브랜드로'라는 큰 흐름의 변화가 일어나고 있습니다. 이제는 1인 개인 사업자가 요가원을 오픈하고 충분히 수익을 낼 수 있는 시대가 되었습니다. 오픈 전에는 최대한 널리 알려서 많은 축하를 받으며, 긍정적인 분위기 속에서 요가원을 여시기를 바랍니다. 풍수나 달력을 참고하여 운이 좋은 날을 선택하거나, 행운의 숫자를 골라 오픈일을 정하는 것도 요가원 오픈의 즐거움을 키우는 요소 중 하나입니다.

요가원 홍보 플랫폼 종류와 특징

인스타그램	대표적인 플랫폼으로, 사진이나 일러스트 중심으로 감각적인 브랜딩과 홍보가 가능하다. 해시태그(#) 검색을 통해 노출되기 쉬운 점도 특징이다.
블로그	콘텐츠 축적형 플랫폼으로, 운영자의 인품이나 업무 내용이 잘 전달되는 특징이 있다. 포털 검색을 통해 노출된다.
유튜브	영상 기반 플랫폼으로, 기본적인 홍보 영상부터 테마별 시퀀스, 짧은 쇼츠 등을 올려 홍보할 수 있다.
X(구 트위터)	정보 전달 속도가 빠르고, 리트윗 기능 등으로 확산이 쉬운 플랫폼이다.
홈페이지	어떤 서비스를 하는지 한눈에 알 수 있는 도구다. 항상 최신 상태로 업데이트해 두는 것을 추천한다.
페이스북	실명 등록이 원칙인 플랫폼으로, 브랜딩과 함께 활용하면 업무로 연결되는 경우도 많다. 그룹 내에서 자신만의 커뮤니티를 만들고 운영하는 것도 가능하다.
인터넷 광고	광고비를 들여 인스타그램, 페이스북, 검색 사이트 등을 통해 인터넷상에서 확산시킬 수 있는 방법이다. 연령이나 성별 등 타깃을 세부적으로 설정할 수 있다.
잡지, 지역 정보지	무료로 게재할 수 있는 경우도 있지만, 대부분은 유료로 게재를 요청하는 방식이다. 종이로 보면 더 안심된다고 느끼는 분들에게는 좋은 방법이 될 수 있다.
광고 전단지	중장년층이나 노년층에게도 친숙한 도구다. SNS 활용이 익숙하지 않아도 신문이나 잡지에 끼워 넣는 형태로 배포할 수 있는 장점이 있다.

오픈 첫날을 기분 좋게 맞이하기 위해
가능한 한 널리 홍보하고, 많은 분께 미리 알려 보자.

6

오픈 날짜에
맞출 수 없다고요?

우선순위를 명확히 하기

아무리 계획적으로 준비를 했다고 하더라도, 오픈 전날이나 당일에 시간이 모자라거나 무언가가 부족한 상황이 생길 가능성은 충분히 있습니다. 그럴 때일수록 우선순위를 잘 세우고, 기본으로 돌아가서 당황하지 않고 차근차근 진행하는 것이 중요합니다.

① 수강생의 동선을 고려했을 때, 위험하거나 불편한 점은 없는지
② 요가 매트, 도구, 화장실 비품, 위생용품 등은 충분히 준비되어 있는지
③ 첫 수업 이후의 수강생 응대나 후속 안내 준비는 되어 있는지

이러한 점들을 중심으로 기본적인 준비가 끝났다면, 전날은 푹 쉬고 오픈 당일을 맞이하는 것이 좋습니다. 필요한 것이 생겨 급하게 주문했다고 하더라도 지금은 온라인 쇼핑으로 다음 날 바로 배송받을 수 있는 시대이기 때문에, 마음의 여유를 갖는 것이 필요합니다.

오픈 전에 확인해야 할 것들

그렇다고 해도 직전에 정신없이 바쁘거나, 당황한 채로 오픈 당일을 맞는 상황은 가능하면 피하고 싶을 것입니다. 그런 분들은 다음의 '오픈 체크리스트'를 참고해 보세요. 요가원 창업을 준비하시는 분들은 대부분 요가 강사로서의 현장 업무는 물론이고 가정이나 일상 속 루틴 업무도 병행하며 준비 중일 것입니다. 혹시 불안하다면 지금 보유 중인 수강생 커뮤니티를 조금씩 새 장소로 이전하며 요가 수업 장소를 천천히 조율해 나가는 것도 좋은 방법입니다. 저는 오픈을 앞둔 한 달 동안은 특별한 개인 수업 수강생들만 먼저 요가원에 모시고, 조금씩 새 장소로 이전해 가는 방식을 선택했습니다.

요가원 오픈 체크리스트

종류	목적	내용	구체적인 항목	체크
설비	안전하고 안심할 수 있는 환경을 마련하여 수강생을 맞이한다.	건물 주변 안전	건물 주변의 안전 상태는 괜찮은지 확인한다. 공사 중인 현장이 있다면, 소음이나 주변 상황을 미리 확인해 두는 것이 좋다.	
		입구 주변 청소	입구에서 받는 첫인상은 매우 중요하다. 깨끗하게 청소한다.	
		실내 공간 안전 및 청소	실내에 위험 요소나 고장난 곳은 없는지, 깨끗한지 확인한다. 에어컨이나 조명 등 전기 제품이 정상적으로 작동하는지도 꼭 점검한다.	
		수도 관련 설비	화장실이나 탈의실의 세면대, 샤워실 등 물을 사용하는 공간도 꼼꼼히 확인한다.	
		수강생의 동선	수강생의 입장이 되어 실제로 수업을 받는 것처럼 동선을 따라 움직이며 확인한다.	
		수강생의 시야 확인	수강생의 입장이 되어 실제로 수업을 받는 것처럼 움직여 보며 좌식, 입식, 누운 자세 등 다양한 포지션에서 시야를 확인한다.	
비품	요가를 위한 쾌적하고 즐겁고 효과적인 환경을 만든다.	스튜디오	☐ 안전 관리 용품 ☐ 요가 매트 ☐ 요가 도구 ☐ 음향	
		탈의실	☐ 옷걸이, 코트 걸이 등 ☐ 짐을 보관하는 선반이나 바구니 ☐ 위생용품(손소독제, 페이퍼타월, 소독액 등)	
		화장실	☐ 화장지 ☐ 페이퍼타월 ☐ 소독액 ☐ 살균 스프레이 ☐ 탈취 스프레이 ☐ 핸드워시	
		티타임용 비품	☐ 물컵(감염병 예방을 고려해서 종이컵 등도 준비) ☐ 간단한 다과(제공할 경우)	
		입구	☐ 우산꽂이 ☐ 생화 등의 장식 및 메시지	
		숍	☐ 판매 상품 ☐ 진열 상태(상품 소개 및 가격 표시 등)	
		간판	☐ 간판 ☐ 배너 ☐ POP	

종류	목적	내용	구체적인 항목	체크
대면 응대	수강생을 직접 마주하는 만큼 세심한 환대로 요가 수업의 가치와 만족도를 높인다.	요가원으로 오는 길 안내가 충분한지 확인한다.	예약 시 수강생이 길을 잘 알고 있는 확인하고, 만약 잘 모를 경우 친절하게 안내한다. SNS, 홈페이지 등 수강생이 쉽게 찾을 수 있는 곳에 눈에 띄는 길 안내를 게시하는 것도 좋다.	
		무슨 일이 생겼을 때 연락할 수 있는 연락처를 확인한다.	가능하면 오픈 전날에 전화나 메시지를 통해 확인 연락을 하면 친절한 인상을 줄 수 있다. 예약 시 혹은 최초 상담 시에 수강생의 상태나 요청 사항을 듣고 메모해 둔다.	
		사전 상담은 잘 이루어졌는지 확인한다.	상담 시트를 미리 준비해 둔다. 대면 상담이 어려울 경우, 가능하면 전화, 문자, SNS 등을 통해 사전에 상담을 진행한다.	
		수업에 대한 후기를 듣고 다음 예약을 확인한다.	후기를 메모해 둘 수 있는 종이나 간단한 설문지를 미리 준비해 둔다. 직접 질문하거나, 다음 날 문자 등으로 소감을 물어도 된다.	
마음 가짐	가장 처음 방문하시는 날은 내게도, 수강생에게도 특별한 하루다.	진심을 담아 감사를 전한다.	특별한 날에 찾아주신 것에 대한 감사를 전한다.	
		환영 인사와 배웅 인사를 건넨다.	'오늘 와서 참 좋았어. 다음에 또 오고 싶어.' 라고 느낄 수 있도록 배려와 따뜻한 말을 건넨다.	

7

최종 목적지는 '요가원 오픈'이 아니다

미래를 생각하기

 요가를 시작하면서 요가의 여정이 열렸듯이, 요가원을 오픈하는 순간부터 또 하나의 새로운 여정이 시작됩니다. 1년 후, 3년 후, 5년 후에는 어떤 모습으로 요가원 운영을 이어가고 싶으신가요? 처음에는 1인 운영으로 시작하더라도, 이후에는 직원을 고용하거나 대여 공간으로 운영하거나 요가원을 이전하거나 확장해 사업을 넓히는 것도 가능합니다. 또는 요가 지도자 과정을 열어 활동의 폭을 넓힐 수도 있습니다.

 경영자는 점차 현장보다 경영 중심으로 움직이게 되는 경우도 많습니다. 이는 요가 업계만의 이야기가 아니라, 다른 분야에서도 공통으로 나타나는 흐름입니다. 요가 분야뿐만이 아니라 다른 분야와의 협업이나 공동 세미나를 여는 등 다양한 형태의 활동도 생각해 볼 수 있습니다. 요가원을 창업한다는 것은 나만의 사무 공간을 갖는다는 의미이기도 합니다. 책을 쓰거나, 잡지 혹은 웹 매체에 칼럼을 기고하는 등 경험을 나누고 지식을 전달하는 일에도 여유롭게 집중할 수 있습니다.

성장하는 것이 우리의 길

성장의 가능성은 무한합니다. 하고 싶은 일이 있다면, 망설이지 말고 실행해 보세요. 요가원과 요가 강사로서 스스로 성장해 갈수록, 처음 만들었던 수업 구성이나 프로필, 사진, 직함 등도 시대에 맞게 계속 다듬어야 합니다. 수강생은 항상 성장하고 변화하는 사람 곁에 자연스럽게 모이게 됩니다.

요가원도, 나도, 함께 성장하기

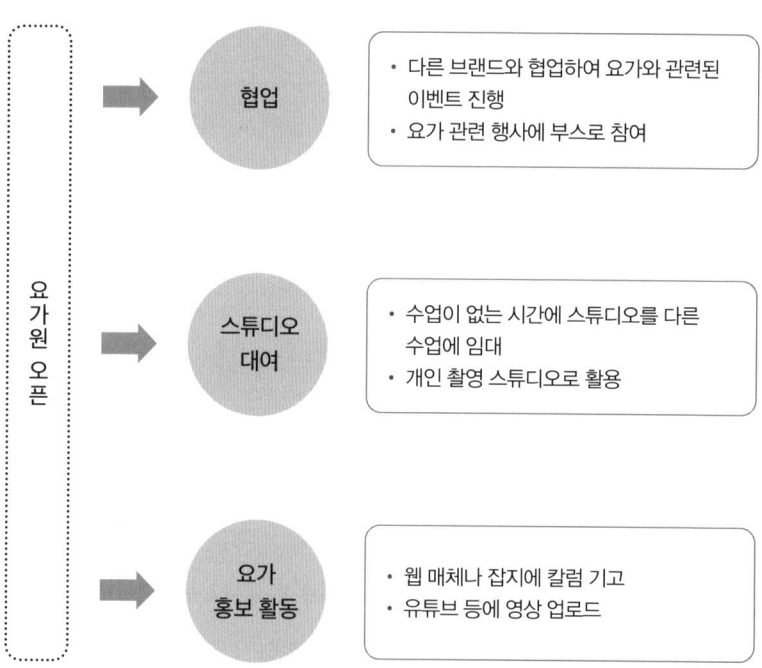

요가원을 오픈하고 자리를 잡게 되면,
요가원도 스스로도 함께 성장할 시기다.

5장

안정적인
운영 시스템,
어떻게 만들까?

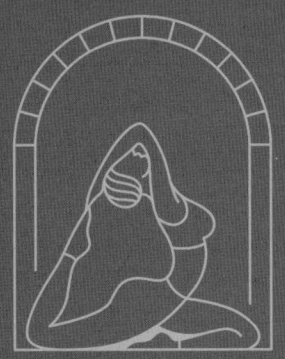

1

소규모 요가원이
필요한 시대

변화에 유연한 작은 규모의 요가원

코로나19가 사회 전반에 영향을 미치면서 피트니스 센터이나 문화 센터를 비롯해 많은 요가원도 이전과는 다른 운영 방식으로 변화해 왔습니다. 제가 당시 담당하던 피트니스 센터의 요가 수업은 많은 분이 참여해 주셨고, 정원 45명이 꽉 찰 정도로 매번 활기가 넘쳤습니다. '대규모 인원', '만원'이라는 상황은 피트니스 센터나 강사에게도 반가운 일이었고, 수강생들 역시 동료들과 함께 즐겁게 수업을 들을 수 있는 환경이었습니다. 그러나 그러한 환경은 한순간에 무너졌습니다. 가장 먼저 수업 정원을 줄이고 수업 시간도 단축됐습니다. 원래는 75분이었던 요가 수업이 45분, 그리고 30분으로 줄어들면서,

강사료도 그에 맞춰 감소했습니다. 그 결과 저는 약 22년간 계속해 온 피트니스 센터에서 요가 수업을 그만두게 됐습니다.

  그 대신 제 요가원에서 개인 수업과 소규모 그룹 수업에 집중하게 되었고, 그 안에서 새로운 일을 만들어 나갔습니다. <u>1인 요가원 운영의 가장 큰 강점은 스스로 운영 방침을 정할 수 있다는 점입니다.</u> 어떤 어려움이나 예기치 못한 상황에도 대응할 수 있는 유연성을 체감했습니다.

소규모 요가원의 장점

- 수업 인원과 시간을 직접 정할 수 있다.
- 시대의 흐름과 니즈에 맞춰 요가원 운영을 유연하게 바꿀 수 있다.
- 수강생 한 명 한 명의 요청에 귀 기울일 수 있다.
- 수입의 변동에도 미리 대책을 세울 수 있다.
- 개인 사업자에 해당하는 지원금이나 세금 혜택을 받을 수 있다.
- 자신의 요가, 명상, 수련 시간을 자유롭게 조정할 수 있다.
- 요가원을 다른 수업에 대관해 주거나 다른 방법으로 활용할 수 있다.
- 다른 강사나 타 업종 종사자들과의 협업도 자유롭게 기획할 수 있다.
- 온라인 수업도 장소에 구애받지 않고 진행할 수 있다.
- SNS, 블로그 등과 같은 컴퓨터나 스마트폰 작업도 집중해서 할 수 있다.
- 공간과 강사가 고정되면 수강생에게 신뢰감과 안심을 줄 수 있다.

소규모 요가원의 장점은 정말 많습니다!

매출 목표와
수강료 설정 방법

매출은 연 수입으로 정해진다

 요가원에서 수업을 구성할 때 매우 중요한 점이 있습니다. 그것은 바로 자신의 연 수입을 스스로 정하는 것입니다. 1년간의 매출 목표는 어느 정도로 설정하고 싶으신가요? 더 높은 매출이 나온다면 일과 삶이 모두 만족스러운 생활이 가능하며 여유롭고 풍요로운 삶을 누릴 수 있을 것입니다.

 하루에 몇 회까지 수업하고 싶은가. 한 달, 일주일 기준으로 얼마나 쉬고 싶은가. 요가 수업 외의 수입(온라인 요가 강의, 상품 판매 등)은 어떻게 만들 수 있는가. 이러한 점들을 함께 고려해 보시기 바랍니다. 이때 중요한 것은 '요가 수강료 시세가 이 정도니까 시세랑 똑같이 해야겠다.', 혹은 '지금 내가 진행하는 개인 수업 수강료가 이 정도이니 요가원에서는 조금 더 올려봐야겠다.'와 같이 좁은 범위 안에서만 생각하지 않는 것입니다. 요가라는 분야, 지금까지의 수강료, 주변의 시세에 얽매이지 않고 이상적인 목표를 설정해 보시기 바랍니다.

목표 설정은 성장으로 이어진다

수강료를 낮추기는 비교적 쉽지만, 올리기는 쉽지 않습니다. 처음 수강료를 설정할 때부터 지금까지의 배움과 실천에 들인 시간을 반영해서 가장 이상적인 기준으로 요금을 설정하세요. 그 수강료에 맞춰 자신도, 그리고 요가원도 함께 성장해 나갈 수 있습니다.

수입 목표와 비용을 계산해 보기

예시

연간 수입 목표	30,000,000원
월간 수입 목표	4,000,000원
임대료	1,000,000원
관리비	150,000원
공과금(전기, 수도, 도시가스)	300,000원
통신비(요가원 전용 휴대폰)	15,000원
소모품(생수, 청소 용품, 요가 비품 등)	50,000원
결제 기기 시스템 이용비	50,000원
운영 관리 시스템 이용비	50,000원

※위의 내용은 예시이며,
입지, 업종 형태 등
상황에 따라 다를 수 있다.

3

정기권과 일일권

여러분이 다녔던 요가원이나 피트니스 센터는 어땠나요? 그곳은 어떤 형태로 운영되고, 어떤 방식으로 수강료를 지불하셨나요? 요가원을 운영할 때 수강료 책정은 매우 중요합니다. 이 부분이 모호해져 수강료 수입이 불안정해지면, 요가원의 운영이 중단되거나 폐업으로 이어질 가능성도 있습니다. 그것은 운영자인 자신뿐만 아니라, 요가원을 기대하며 다니던 수강생에게도 큰 슬픔이 됩니다. 요가원을 안정적으로 운영하기 위해서는 수강료를 어떻게 책정하고, 지불하고, 관리할 것인지에 대한 시스템이 필요합니다.

수강권과 결제 방식

　물론 상황에 따라 다를 수 있지만, 장기적인 관점에서는 정기권 시스템을 추천합니다. 수강생 중에는 "가볍게 가고 싶을 때만 가고 싶어요.", "출석한 만큼만 돈을 내고 싶어요.", "날씨나 기분에 따라서 갈지 말지 결정해요."라는 이유로, 그때그때 수강료를 지불하는 일일권을 원하는 분들도 있을 수 있습니다. 하지만 요가가 주는 건강 효과를 생각해 보면 어떨까요? 꾸준히 계속할 때 비로소 건강한 몸과 마음을 유지할 수 있습니다. 또 요가원의 수익 면에서도 불안정할 수 있습니다. 예를 들어 날씨가 매우 추운 날에 수강생이 0명이 되고 이런 상황이 계속된다면 경영은 결코 지속될 수 없습니다.

　따라서 경영적인 측면에서는 정기권 제도가 안정적입니다. 기본적으로는 선불로 결제하여, 기간 내에 횟수를 차감하는 정기권 도입을 권장합니다. 기간은 1개월, 3개월, 6개월 등으로 요가원 상황에 따라 자유롭게 설정할 수 있습니다.

　결제 방법도 유연하게 설정하는 것이 좋습니다. 현금뿐 아니라 신용카드, 다양한 전자 결제를 도입하면 상품 판매도 더 활발해지고 수강생에게 선택의 여지가 있는 친절하고 편리한 서비스가 됩니다. 이러한 시스템은 요가원의 부가가치로 이어질 수 있습니다.

수강권과 결제 방식의 종류와 특징

수강권의 종류와 특징

정기권 (횟수차감제)	가장 일반적인 수강권이다. 수강권을 미리 구입하는 방식으로, 해당 기간 내에 구매한 횟수만큼 수업에 참여할 수 있다. 1개월, 3개월, 주 2회, 주 3회 등 기간과 횟수에 따라 가격이 달라진다. 경영자 입장에서는 먼저 수입이 들어오기 때문에 자금 운영 측면에서는 안정적이고 유리하다. 또 수강생이 정기적으로 꾸준히 요가에 참여하게 되어 요가 효과도 더욱 높아진다. 예약 변경과 취소와 관련된 규정을 마련해 두면 수강생에게 도움이 되어 더 오랫동안 꾸준히 다닐 수 있는 환경을 만들 수 있다.
일일권	1회 방문 수업에 해당하는 수강권이다. 여행자, 체험 수강생, 기존 수강생의 추천 대상이 정기권 등록 전에 체험으로 수강할 수 있도록 하여 방문을 유도하기도 한다. 수강생 입장에서는 가볍게, 가고 싶을 때만 가면 되기 때문에 부담 없이 이용할 수 있다. 하지만 요가원 운영 측면에서는 불확실성이 높다. 수강생 입장에서도 할인율이 높지 않다. 다만 특별 이벤트나 단기 프로그램 운영 시에는 활용할 수 있다.

결제 방식의 종류와 특징

현금 결제	정산이 명확하지만 거스름돈과 영수증을 미리 준비해 둬야 한다.
카드 단말기	신용카드나 체크카드 실물을 긁거나 삽입하여 결제한다. 영수증 출력도 가능하고 실시간으로 수강권 결제 처리가 가능해서 일일이 확인해야 하는 계좌 이체보다 간편하다. 다만 카드 단말기 구매 및 설치 비용이 발생할 수 있고, 결제 대행사 가입이 필요하며 이 과정에서 가맹점으로 카드사의 승인 받아야 한다.
간편 결제 및 QR 결제	결제하는 입장에서는 선택할 수 있는 결제 방식이 많을수록 더 편리하게 느껴진다. 카카오페이, 네이버페이, 제로페이 등이 있다.
계좌 이체	대면으로 카드 결제를 하지 않아도, 비대면으로 요가원 지정 계좌번호로 수강생이 직접 송금할 수 있다. 특히 소규모 요가원, 개인 운영 홈 스튜디오 등에서 많이 사용하는 방식이다. 입금 내역과 입금자 오기입 등을 잘 확인해야 한다.

4

요가원 사업자 등록

사업자 등록 시 필요한 서류

    요가원 사업자 등록을 위해 필요한 기본 서류는 사업자 등록 신청서, 임대차 계약서 사본(요가원 건물 임대 시에 필요, 자택이면 불필요), 사업장 도면(자택이면 불필요), 신분증 등이 있습니다. 서류들을 구비하여 관할 세무서에 방문하거나 국세청 홈택스에서 온라인으로도 신청 가능합니다.

반드시 제출해야 하는 서류

사업자 등록 시 필요한 서류

사업자 등록 신청서	국세청 홈택스에서 사업자 등록을 신청하면서 양식을 작성하면 자동 생성된다.
임대차 계약서 사본	요가원 공간을 별도로 임대했을 때 필요하고, 자택에서 홈 스튜디오로 운영한다면 불필요하다.
사업자 도면이나 사진	자택에서 운영한다면 불필요하다.
신분증	주민등록증, 운전면허증, 여권 등을 챙긴다.
동업 계약서	공동 사업자인 경우에 필요하다.

> 생각하는 것보다 어렵지 않습니다. 몇 가지 내용만 기입하면 되니 직접 사업자 등록을 시도해 보세요.

5

요가원의
회계에 관하여

요가원 회계나 세무 업무에 대해 고민하시는 분은 분명 많을 것입니다. 사실 저 역시 회계나 세무는 그다지 자신이 없었습니다. 하지만 중요한 것은 언제까지, 무엇을 할 것인지입니다. 해야 할 일의 내용과 기한을 명확히 정해야 합니다.

전문가의 도움 받기

회계나 세무와 관련된 일은 역시 전문가의 조언을 받으며 익숙해지는 것이 가장 빠른 길입니다. 질 높은 수업을 위해 요가 수업에 집중하고, 수강생과의 소통을 소중히 하기 위해서도 전문가의 도움을 잘 활용해야 합니다. 회계 처리, 홈페이지 제작, SNS 홍보 등 스스로 다 할 수 있으면 가장 좋겠지만 실제로는 꽤 많은 시간과 노력이 필요합니다. 그래서 필요한 일은 믿을 수 있는 전문가에게 맡기고, 비용을 투자해 시간을 확보하는 것도 중요합니다.

새롭게 요가 강사로서 활동을 시작하거나 창업한 경우는 우선 1년 동안의 회계 처리 흐름을 파악합니다. 임대료나 공과금 같은 고정비, 그 외에 요가원 운영을 위해 사용한 영수증이나 계산서 등 경비로 처리할 수 있는 항목은 꼭 보관해 두어야 합니다. 아울러 수강생 관리, 수입 및 지출 관리 방법을 어떻게 할 것인지도 정해야 합니다. 그리고 세금 신고 방법도 확인해 둡시다. 매일 또는 매달 해야 하는 일이 있고, 연 1회 또는 연 2회 결산 시기에만 해야 하는 일이 따로 있습니다.

요가원에서 발생하는 금전 관련 업무

매달 혹은 수시

수강권 결제	현금, 신용카드, 체크카드, 간편 결제 등 자신의 요가원에 맞는 방식으로 결제 수단을 정하자.
경비 지출	임대료, 공과금 등 고정비는 번거롭지 않고 효율적인 결제 수단을 미리 정해두는 것이 좋다. 그 외의 비용은 영수증을 잘 보관하고 매달 정리하여 결산을 대비한다.
판매용 상품 입고	상품 판매를 위한 구매 역시 재고가 떨어질 때마다 필요에 따라 구입한다. 재고를 확인할 수 있는 시스템을 마련해 최대한 시간과 수고를 줄일 수 있는 방법을 정한다.

분기별 혹은 연간 1회, 2회

종합소득세 신고	1년에 한 번 5월에 신고한다. 사업 관련 비용은 필요 경비로 인정받아 소득세에서 공제를 받을 수 있다. 그때그때 증빙 자료를 챙겨서 보관해 두어야 한다.
부가가치세 신고	간이과세자는 1년에 한 번, 일반과세자는 1년에 두 번 신고한다.

모든 것을 혼자서 처리하려고 하면 상당한 시간과 노력이 필요한 만큼, 세무사나 전문가의 도움을 받는 것을 추천한다.

요가원 운영에서는
자금 흐름과 관리가 중요합니다.
전문가의 도움을 받는 것도
고려합시다.

6
수강료를 원활하게 인상하는 방법

'가격 인상'이 주는 느낌

요가원을 운영하다 보면 물가 상승, 경영난 등의 이유로 수강료 인상을 고려하게 되는 시점이 찾아옵니다. 여러분은 '수강료 인상'이라는 말을 들었을 때 어떤 느낌이 드나요? 현재 수업을 받는 수강생은 당연히 저렴한 요금을 긍정적으로 생각합니다. 하지만 아직 등록하지 않은 수강생은 가격이 오르기 전에 등록해야겠다고 생각하게 되어, 등록의 계기가 될 수도 있습니다. 요가원 경영자에게는 경영을 지속하기 위한 하나의 전략이자 시대 흐름에 맞춰 상품 단가를 인상할 기회가 됩니다.

가격 인상을 고려할 때는 ① 인상할 금액, ② 인상 시기, ③ 인상 공지 시기를 결정해야 합니다. 그리고 영업 전략적인 관점에서 볼 때는 ④ 가격 인상과 함께 어떤 가치를 더해 매출로 연결할 것인지가 가장 중요합니다. 단순히 물가 상승을 이유로 인상한다고 전달하면 수강생의 불만으로 이어질 가능성도 있습니다. 저는 실제로 요가원에서 가격을 인상할 때 새로운 수강권 종류를 만들고 조금 더 합리적인 가격으로 설정하여 수강생의 방문 빈도와 1인당 수강료 단가를 고려해 전체적으로 가격을 인상하는 방식을 선택했습니다. 원활한 가격 인상과 서비스 품질 향상을 통해 요가원의 경영을 안정화하는 것이 필요합니다.

수강권 개설 및 수강료 단가 인상 예시

주말 수강권 포함 1개월 권

월 189,000원
(월 6회 / 각 70분)

개설!
수강생의 이용 빈도를 높이고, 건강 효과도 더욱 끌어올린다. 동시에 단가가 높은 새로운 수강권을 개설한다. 월 4회 수업만으로는 다소 부족하다고 느끼는 분, 다른 시간대에도 요가를 하고 싶은 분께 추천한다. 주말 수강권이 포함되어 있어 이용 횟수가 많고, 더욱 요가 실력을 향상해 만족도를 한층 높이고 싶은 분들께 기간 한정 할인 등의 혜택을 마련해 모집한다.

기존 1개월 권

월 120,000원
(월 4회 / 각 70분)

기존의 수강권은 그대로 유지함으로써 가격이 인상되었다는 인상을 주지 않는다.

6장

단골 수강생, 어떻게 만들까?

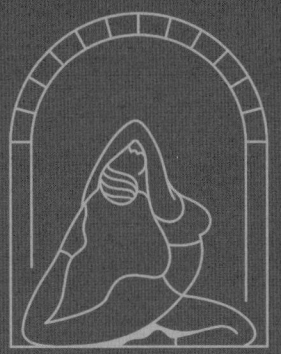

1
최고의 홍보는 '나'

나를 알리기

앞으로의 창업이나 비즈니스는 '집단'에서 '개인'으로의 전환이 이루어질 것입니다. 그리고 이제는 '방법'보다 '삶의 방식이나 방향성'이 더 중요한 키워드가 됩니다. 요가 분야에서도 가장 큰 홍보 수단은 바로 '나 자신'입니다. 자신의 성향이나 과거의 경험을 정리해 보고 미래의 수강생을 향한 브랜딩을 통해 세상에 당당히 자신을 소개해 보세요.

"자신이 없어.", "내세울 만한 경험이 없어.", "자격증도 부족해." 이렇게 느끼는 분도 계실 것입니다. 하지만 요가나 요가 강사로서의 경력이 짧더라도, 지금까지 여러 어려움 속에서도 살아 온 나만의 이야기가 분명히 있을 것입니다. 직접적인 요가 지도와는 관련이 없어 보이더라도, 가정 환경이나 학창 시절 열중했던 동아리 활동, 지금 즐기고 있는 취미 등 수강생에게 전할 수 있는 이야기들이 있습니다. 이것이 때로는 신뢰를 쌓고, 수강생을 끌어들이는 데 도움이 되기도 합니다.

예를 들어 전업주부 10년 차에 요가원을 창업했다거나 20년간 직장인으로 일하다가 요가 강사로 전향했다는 자신만의 이야기가 있다면, 많은 사람의 관심과 공감을 얻을 수 있습니다. 스스로는 대단하지 않다고 느낄 수 있는 경험도 다른 사람에게는 "정말 대단하다!"라고 느껴지는 일이 많습니다.

가장 강력한 홍보는 자기 자신이라는 믿음을 가지고 요가 강사로서의 브랜딩을 시작해 봅시다. 요가 강사라는 직업의 틀을 넘어 다양한 업종과 장소를 접하고 시야를 넓히는 것이 비즈니스 성장에도 큰 도움이 됩니다.

나만의 브랜딩 시작하기

전업 주부 경력 15년

가사·육아에 지친 여성들에게 힐링을 전하고 싶습니다
- 매일 반복되는 일상에서 느끼는 답답함에서 벗어나려고 요가를 시작하게 됐습니다.
- 세 아이를 키우며 분주한 하루하루를 보내고 있습니다.
- 수다 떠는 걸 무척 좋아합니다.
- 밝고 활기찬 에너지가 저의 강점입니다.

30kg를 감량한 다이어트 경험

힘들지 않은 요가 다이어트를 전하고 싶습니다
- 20대에는 스트레스로 폭식과 과식을 반복하다 30대에 마음을 다잡고 다이어트를 시작했습니다.
- 체형 교정에 도움이 되는 요가 동작을 위주로 구성합니다.
- 영양사 자격도 보유하고 있어서 식생활에 대한 조언도 드릴 수 있습니다.

수영 경력 30년

땀 흘릴 수 있는 활동적인 요가를 좋아합니다
- 타고난 근육량을 살려 땀을 흘리며 리프레시할 수 있는 파워 요가를 익혔습니다.
- 신진대사를 촉진하는 요가 동작을 위주로 구성합니다.
- 몸과 마음이 상쾌해집니다.

10년차 직장인 여성

아침부터 저녁까지 일만 하던 날들이었습니다
- 10년 동안 일에만 몰두하며 몸도 마음도 굳어 있었습니다. 그러던 중 요가를 만나 정신적으로 여유를 되찾았습니다.
- 일하는 분들일수록 요가를 통해 치유되기를 바랍니다.
- 명상 시간을 소중히 여깁니다.

2

수강생에게 전달할 메시지

만족도를 높이는 기본 및 응용 메시지

    요즘은 스마트폰으로 손쉽게 정보를 얻을 수 있는 시대입니다. 물론 편리한 점도 많지만, 정보가 너무 많아 중요한 알림이나 일정을 잊어버리기 쉽습니다. 요가원의 정보 중 수강생에게 가장 도움이 되는 것은 아마도 예약 확인 메시지일 것입니다. 또 수업 후속 안내 메시지는 수업의 만족도를 높이고, 소감을 묻는 메시지는 피드백을 참고해 질 높은 수업을 준비하는 데에 도움이 되며 입소문을 타고 이후의 수강생 모집으로도 이어집니다.

◆ **기본 메시지**

① 수업 전 예약 확정 메시지

② 수업 전 예약 확인 메시지

③ 수업 후 감사 인사 및 후기 요청 메시지

◆ **응용 메시지**

① 수강생이 복습할 수 있도록 수업 포인트를 정리한 메시지

② 동영상이나 오디오 파일을 첨부한 메시지

③ 캠페인이나 이벤트, 서비스 안내 메시지

새로운 수강생을 모집하는 것도 물론 중요하지만, 무엇보다도 지금 꾸준히 다니고 있는 수강생 한 분 한 분을 소중히 여기며 친절하고 알기 쉽게 후속 대응을 해 나가는 것이 가장 중요합니다. 기존 수강생에 대한 세심한 대응이 만족도를 높이고, 장기 수강으로 이어지는 열쇠가 됩니다.

안내 메시지 활용법

수업 전 예약 확인 메시지

수업 전
- 날짜, 수업명(내용), 수업 장소, 준비물 안내
- 변경 및 취소 정책
- 수업 3~4시간 전 확인 메시지 재발송

수업 후 감사 인사 및 후속 대응

수업 후
- 수업 참석에 대한 감사 인사 및 후기 요청
- 수업 복습
- 영상 및 오디오 첨부
- 이벤트 및 서비스 안내

+α 정보 제공 콘텐츠

정기적
- 수업 시간표
- 휴강 및 보강 일정
- 새로 개설된 수업에 대한 안내
- 기존 수업에 대한 안내(콘셉트나 스토리 추가 설명)
- 자세 설명, 명상 호흡법, 요가 철학에 대한 짧은 글
- 이달의 수강생, 생일 쿠폰, 프로모션 할인 이벤트
- 수강생 후기 공유, 인터뷰 등

> 개인적인 스토리를 공유하면 친근감 형성에 도움이 된다.
> 수강생 전용 정보를 전달하면 더욱 효과적이다.

3

마음을 울리는
프로필 작성법

내 삶을 되돌아 보기

 사람들은 '힘든 경험이나 슬픈 일을 극복한 이야기'에 깊이 공감합니다. 요가 강사로서 프로필을 만들 때는 이 점을 염두에 두면 좋습니다. 지금까지의 삶을 돌아보면 누구나 힘들었던 시기나 괴로웠던 경험이 있고, 그것을 이겨내며 성장해 온 이야기가 있을 것입니다. 이러한 이야기를 프로필에 담아 보세요. 또 자신이 어떤 가치관과 마음가짐으로 요가를 지도하고 있는지, 요가뿐만 아니라 자신만의 프로그램 구성에 담긴 이야기도 함께 적어 보길 바랍니다.

 보유한 자격증도 기재해 주세요. 요가 지도와 관련된 자격은 물론이고, 요가와 직접적으로 관련이 없는 자격증이라도 처음 만났을 때

대화 소재가 될 수 있습니다. 생년월일, 출신지, 출신 학교, 취미 등도 포함해도 좋습니다. 물론 이러한 개인 정보는 공개하고 싶지 않다면 무리해서 쓸 필요는 없습니다. 최소한 다음 세 가지는 프로필에 포함하는 것이 좋습니다.

① 어떤 요가를 지도하고 있는지
② 그 지도를 시작하게 된 계기와 나만의 이야기
③ 페르소나 수강생에 대한 약속

수강생은 가치관에 공감한다

과거의 아픈 기억을 떠올리는 작업은 당시의 상황이 떠오르기 때문에 쉽지 않을 수 있습니다. 하지만 수강생은 힘든 일을 견뎌낸 경험, 그리고 현재를 열심히 살아가고 있는 마음가짐에 관심을 갖고, 감동하며 마음이 끌리게 됩니다.

프로필 시트 작성하기

이름	김요가	생년월일	○○○○년 ○월 ○일
출신지	○○시	출신 학교	○○ 고등학교, ○○ 대학교 ○○ 과
자격	○○ 요가 지도자 ○○ 자격 ○○ 자격증 취득 ○○ 과정 수료	경력	○○ 요가원 강사 ○○ 스포츠 센터 강사 ○○ 필라테스 센터 강사
취미	• 수영을 초등학생 때부터 고등학생까지 계속 해 왔고, 지금도 주 2회 꾸준히 하고 있다. • 자연을 느낄 수 있는 등산도 꾸준히 하고 있다.		
요가를 시작한 계기	• 고등학교 졸업 후 수영을 그만뒀을 때, 몸이 점점 굳는 것을 느끼고 요가 수업을 시작했다.		
요가 강사를 시작하게 된 이유	• 한때 중단했던 요가였지만, 취업 후 바쁘게 일하며 몸과 마음이 지칠 무렵 다시 시작하며 이전보다 더 깊이 마음에 와닿는 것을 실감하고, 요가를 통해 나를 되돌아보는 계기가 됐다. 계속하다 보니 일과 삶의 균형도 조금씩 맞춰지는 것을 느꼈다. • 일에 지친 사람들에게 요가로 몸과 마음의 균형을 되찾아 드리고 싶다는 마음으로 요가 강사를 시작했다.		
요가 지도 목표	• 요가를 통해 일상의 스트레스를 해소하기를 바란다. • 수업 후에는 몸뿐만 아니라 머리와 마음도 상쾌하길 바란다. • 정신적으로 충족된 상태를 체험하길 바란다.		
요가 지도 방향	• 요가를 시작할 때 먼저 명상을 통해 머릿속을 비운다. • 몸을 움직이며 정체된 피로와 감정을 흘려보낸다. • 자신을 인정하고, 새로운 나로 거듭나는 감각을 느낀다.		
연락처	• 전화번호 • 이메일 • SNS		

4
프로필을 전달할 대상 고려하기

프로필은 러브레터와 같다

"수강생을 소중히 여기세요."

"수강생에게 맞는 서비스를 제공하세요."

이런 말을 자주 듣습니다. 비즈니스의 본질은 언제나 '고객의 고민을 해결하는 일'에서 출발합니다. 그렇다면 여러분이 바라는 이상적인 수강생(고객)은 어떤 분일까요? 프로필 사진, 자기소개, 그리고 제공하는 서비스가 수강생에게 전하는 러브레터라고 생각하며 정성스럽게 마음을 전달해야 합니다. 이처럼 '서비스를 제공하고 싶은 이상적인 고객'을 마케팅에서는 '페르소나'라고 부릅니다. 여러분이 이상적이라고 생각하는 수강생이 눈앞에 있다고 상상하며 생생하게 그려 보고, 그 모습을 글로 정리해 보세요.

◆ **페르소나를 설정할 때 고려할 요소**
- 성별, 연령
- 가족 구성
- 라이프스타일
- 직업(업무 내용, 직책, 근무 형태 등)
- 건강 상태
- 원하는 요가 수업 형태
- 해결하고 싶은 고민
- 행복을 느끼는 순간

예를 들어 저의 경우, 페르소나는 건강과 스트레스 관리에 고민이 많은 여성 경영자, 운동을 시작해도 오래가지 못하는 분, 1:1 맞춤형 수업으로 프라이빗한 공간에서 운동하고 싶은 분이었습니다. 감사하게도 창업한 지 얼마 지나지 않아, 제 홈페이지 프로필을 보고 이 페르소나에 가까운 수강생 분이 찾아와 주셨습니다. 그분은 지금까지도 6년 넘게 꾸준히 수업을 받고 계시며, "움직일 수 있는 한, 선생님과 함께 요가를 하고 싶습니다."라고 말씀해 주십니다.

수강생 페르소나 정하기

내가 생각하는 이상적인 수강생

- 독신의 50세 여성
- 회사 경영자
- 운동을 꾸준히 하지 못함
- 업무 스트레스가 많음
- 1:1 수업을 희망함
- 건강 상태가 최상은 아님
- 프라이빗한 공간에서 수업을 받고 싶음

> 페르소나는 가능한 한 구체적으로 떠올립니다.

5

전문가에게 맡기기

내 일에 집중하면서 전문성을 높이려면

사람이라면 누구에게나 잘하는 것과 못하는 것이 있습니다. 취미나 기호라면 좋아하는 일만 해도 되지만, 일이 되면 이야기가 달라집니다. 이것은 회사원이든, 경영자, 프리랜서, 업무 위탁 계약자, 파트타이머 등 어떤 위치에 있든 마찬가지입니다. 하지만 요가원을 창업해서 경영자로서 운영한다면 스스로 선택할 수 있는 범위가 넓습니다.

요가원을 운영할 때 가장 중요한 것은 자신이 하고 싶은 일에 집중할 수 있도록 특화된 환경을 조성하는 일입니다. 그렇기에 일상적인 업무를 단순화하고, 효율적으로 운영하는 것이 필수입니다. 회사나 시설을 운영하거나 성장시키기 위해 꼭 필요한 업무는 회계, 홍보, 인사, 서비스 운영 업무 등입니다. 이 모든 업무를 종합적으로 고려하고 조율해 나가는 것이 중요합니다. 하지만 모든 것을 혼자서 처리하려고 하면 쉽지 않습니다. 이럴 때는 각 분야의 전문가와 계약을 맺고 협력하는 것이 필요합니다. 전문가에게 맡길 수 있는 업무에는 예를 들어 회계나 세무 같은 영역이 있습니다.

또한 업무 전반에 대해서도 혼자서 고민하기보다 컨설턴트나 동료들과 함께 생각하고 조언을 받으며 진행해 나가는 방식을 추천합니다. 경영과 브랜딩은 요가 강사로서 독립하고 풍요로운 삶을 만들어 가기 위해 계속 연마해야 할 분야입니다. 자기 자신에 대한 투자를 소중히 여기며 본래의 일에 더 깊이 집중하고, 그 가치를 더욱 빛내 보세요.

수업에 집중하기 위한 구조 설계하기

전문가에게 맡기는 것을 추천하는 분야

회계 및 세무
- 회계 및 세무 업무는 전문적인 지식이 요구되며, 모든 것을 혼자 처리하려고 하면 많은 시간과 노력이 필요하다.
- 특히 연말에는 수업 외 업무가 바빠져서 바쁜 시기가 생긴다.

홈페이지 제작
- 처음부터 직접 만들려고 하면 많은 시간이 걸린다.
- 시안부터 제작, 도메인 연결, CMS, 사이트 등록까지 진행해 주는 전문 서비스가 있다.
- 간단한 알림 정도라면 SNS로도 충분하다.

웹 서비스의 도움을 받을 수 있는 분야

홍보
- SNS 광고를 활용하면 더 효율적으로 홍보가 가능하다.

수강생 및 예약 관리
- 수강생 관리 시스템을 활용할 수 있다.
- 수업 예약 기능뿐 아니라, 홍보용 플랫폼으로도 활용할 수 있다.

인사 관리
- 직원을 고용할 경우 채용 공고를 게재할 수 있는 사이트를 활용한다.
- 게재료나 채용 성사 시 수수료가 발생해 비용이 발생할 수도 있으니 확인이 필요하다.

6
"선생님의 요가 수업을 계속 듣고 싶어요."

단골 수강생을 만드는 요가 수업 운영법

"선생님의 요가 수업을 계속 듣고 싶어요."라고 말씀해 주시는 수강생 분들이 있습니다. 요가는 몸과 마음의 건강에 큰 도움이 되는 수련입니다. 호흡법이 곧 요가라는 사실을 알게 되면, 숨이 붙어 있는 한 평생토록 요가를 실천할 수 있습니다. 어렵고 힘든 요가 자세를 하지 않아도 명상, 호흡법, 이완법 등 다양한 접근 방식이 있어 심신의 상태와 무관하게 누구나 활용할 수 있는 것이 요가입니다. 실제로 교통사고를 당해 일상생활이나 운동이 어려운 시기에 명상과 호흡법이 몸과 마음을 가다듬는 데에 큰 힘이 됐습니다. 저 역시 요가를 평생 계속하고 싶다는 마음을 가지고 있으며, 수강생이 "평생 선생님의 요가 수업을 받고 싶어요."라고 말씀해 주실 수 있도록, 매일 노력하고 있습니다.

  평생 팬을 만드는 수강생 모집 방법은 모든 사람에게 소중한 보물과도 같은 '심신의 건강'을 돕는 요가를 제공하는 것입니다. 요가에는 여러 종류와 방식이 있지만, 그중에서 자신이 좋아하고, 깊이 배우고, 전할 수 있는 스킬을 다듬어 가는 것이 중요합니다. 그리고 그에 관련된 정보를 수업은 물론 SNS를 통해 수강생이 알 수 있는 계기를 꾸준히 만들어야 합니다. 인스타그램, 블로그, 카카오톡 채널, 유튜브 홍보를 통해 일상의 신뢰를 쌓아가며, 체험 수업이나 지속적인 수업 참여로 이어지도록 힙니다. 또 기존 수강생의 추천과 소개도 요가원 운영에 있어 큰 전환점이 될 수 있습니다. 가족을 대하듯 따뜻하게 맞이하는 요가 강사의 태도와 요가에 대한 꾸준한 수련과 열정은 신뢰를 쌓고, 결국 평생 팬을 만드는 열쇠가 됩니다.

평생 할 수 있는 요가

요가

몸의 건강
- 연령에 상관없이 지속 가능

마음의 건강
- 자신만의 리듬에 맞춘 멘털 관리

호흡
- '숨이 멎을 때까지 = 평생'

"선생님의 요가 수업을 계속 듣고 싶어요."

- 스스로 평생 계속하고 싶다고 생각하는 요가 장르를 익힌다.
- 그 요가를 필요로 하는 페르소나를 설정한다.
- SNS 등을 통해 수강생이 요가 수업을 듣게 되는 계기를 만든다.
- 꾸준히 유익한 정보를 제공한다.
- 수강생의 추천과 소개 기회를 이끌어낸다.

단골 수강생 확보를
위한 3S

요가원 성공을 위한 세 가지 요소

요가원 성공의 기본은 충성도가 높은 수강생의 재등록이 이어지고, 수강생과 시대의 변화에 맞춰 요가원을 운영해 나가는 것입니다. 질 높은 요가 수업, 건강한 삶과 라이프스타일을 제공할 때 필요한 요소는 세 가지입니다. 바로 영혼Spirit, 서비스Service, 지속 가능성Sustainability, 세 가지입니다.

① **영혼(진심)**

"진심을 담아 고객을 응대해야 한다.", "상대방 입장에서 생각해야 한다." 이런 말은 어떤 서비스 현장에서든 기본으로 여겨집니다. 하지만 꾸준히 재등록하는 수강생을 만들기 위해서는 단순한 겉치레가 아니라 진심 어린 마음을 담아 하루하루의 수업과 수강생 응대에 임하는 것이 중요합니다. 요가 강사로서 자신이 더 잘 보여야 한다는 부담을 가질 필요는 없습니다. 단지 요가를 좋아해서 시작했지만 요가 덕분에 삶에서 긍정적인 변화를 경험하고 이 소중한 경험을 다른 사람에게도 전하고 싶다는 마음으로 하루하루 배우고 가르쳐 나가면 됩니다.

② 서비스(제공하는 내용)

요가에서 서비스란 수강생 개인, 사회, 가족에 대해 세심하게 살피고, 전문성을 바탕으로 지원하는 것을 말합니다. 자신의 배움과 경험을 살려 나만의 요가 수업을 제공해 보세요. 요가, 건강, 미용에 관한 최신 정보에 항상 귀를 기울이고 정확한 정보를 수강생에게 전달하며, 적극적으로 몸과 마음의 건강을 지원하면 됩니다.

③ 지속 가능성(시스템)

시대, 사회, 수요의 변화에 발맞춰 성장해 가는 것이 진정한 지속 가능성입니다. 시스템과 프로그램을 한 번 완성하고 끝나는 것이 아니라, 개선을 거듭하며 요가원을 성장시켜야 합니다.

요가 비즈니스에서 필요한 3S

영혼
(진심)

'요가를 좋아하는 마음', '좋은 운동이라는 믿음'을 소중히 여기고, 그 마음을 수강생에게도 진심으로 전한다.

서비스
(제공하는 내용)

항상 새로운 정보를 습득하고, 그 정보를 수강생의 건강을 위해 적극적으로 활용한다.

지속 가능성
(시스템)

시대에 맞는 요가를 제공한다. 나도, 요가원도 함께 성장해 나간다는 마음가짐을 소중히 한다.

> 요가 강사와 경영자로서 항상 3S를 염두에 두세요.

재등록과
연결되는 신뢰

기본적인 약속을 지키기

 꾸준히 쌓은 신뢰는 요가원을 유지하는 데 꼭 필요한 재등록과도 깊이 연결됩니다. 신뢰가 쌓인 기존 수강생의 소개나 추천으로 새로운 수강생에게 요가원을 알리는 계기도 됩니다. 이러한 신뢰는 평소의 수업은 물론, SNS의 활동, 커뮤니케이션, 요가 정보 제공 등으로도 충분히 쌓아갈 수 있습니다.

 컨디션이 좋지 않거나 부득이한 사정으로 수업을 쉬어야 하는 경우도 생깁니다. 하지만 가능한 한 수강생과의 가장 중요한 약속, '수업을 쉬지 않는 것'은 신뢰를 높이는 요소 중 하나입니다. 건강을 전하는 요가 강사가 자주 아프거나 수업을 쉽게 쉬면 수강생이 실망하게 됩니다. 다른 선생님을 찾게 되는 것은 어찌 보면 당연한 결과입니다. 그렇다면 신뢰를 쌓아 "평생 선생님의 수업을 받고 싶어요."라는 말을 듣기 위해서는 무엇이 중요할까요? 그 열쇠는 다음 세 가지입니다.

① 자신을 소중히 여기고, 행복을 느끼는 것
② 가족이나 가까운 사람들을 소중히 여기는 것
③ 사람과의 만남과 연결을 소중히 여기는 것

스스로를 아끼지 않고 행복하지 않은 강사가 "자신을 소중히 여기세요."라고 말한다면, 그 말에서는 진정성이 느껴지지 않을 것입니다. 겉으로 드러나는 말이 아니더라도, 일상에서 심신의 건강과 행복을 소중히 여기고 가족과 가까운 사람들은 아낀다면 신뢰는 자연스럽게 쌓일 것입니다.

신뢰의 기반

① 자신을 소중히 여기고, 행복을 느낀다	• 몸과 마음의 신호에 귀 기울이며 자신을 아낀다. • 하기 싫은 일은 억지로 하지 않는다. • 나 자신에게 잘하고 있다고 말해 준다.
② 가족과 가까운 사람들을 소중히 여긴다	• 가족을 소홀히 하지 않는다. 우선순위를 바꾸지 않는다. • 배려하는 마음을 기억해 둔다. • 감사의 말을 잊지 않는다.
③ 사람과의 만남과 연결을 소중히 여긴다	• 사람과의 인연을 소중히 가꾸어 나간다. • 한 번의 만남도 소중히 여긴다. • 약속(시간, 금전 등)은 반드시 지킨다.

> 자신의 평소 행동을 돌아보는 시간을 가져 보세요. 정성스럽게 맺는 인간관계가 신뢰를 쌓는 기반이 됩니다.

7장

요가원 수익 창출, 어떻게 할까?

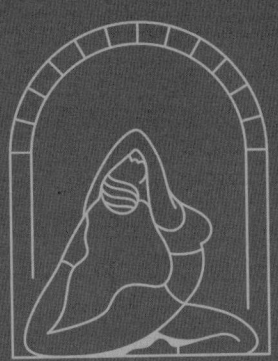

1
직접 기획하고 제안하는 요가 수업

내 무대는 내가 정한다

제가 하는 일 중에서도 큰 보람을 느끼고 사회에 기여하고 있다고 실감하는 활동이 있습니다. 그것은 바로 야외 공원에서 진행하고 있는 '야외 요가 수업'입니다. 야외 요가는 공원이나 야외에서 진행하는 요가를 말합니다. 큰 규모의 행사로 진행될 때는 100명 이상이 예약하기도 하고, 매번 재참여하시는 수강생은 물론 처음 오시는 분들까지 정말 많은 분이 함께해 주십니다. 요가 강사 동료들로부터 규모가 큰 행사를 맡아서 부럽다는 말을 듣기도 합니다.

이 야외 요가 수업을 어떻게 시작하게 되었는지 말씀드리고자 합니다. 첫 시작은 바로 제가 먼저 건넨 제안이었습니다. 야외 요가 수업을 열게 된 공원은 제가 태어나고 자란 지역에 있었고, 어릴 적부터 자주 놀던 장소였습니다. 가족이나 친구들의 추억도 많습니다. 프리랜서 강사로 요가를 지도하고부터, 이 넓은 공원에서 요가 이벤트를 열고 싶다는 꿈을 갖게 됐습니다.

처음에는 공원 안내소에 직접 가서 기획 이야기를 나눴습니다. 그러자 공원에서 열리는 모든 이벤트는 국가에 제출하는 기획서가 필요하다는 안내를 받았고, 저는 기획서를 세부적으로 정성껏 작성했습니다. 그렇게 처음에는 요가 동호회 회원 7명 정도와 소규모로 시작했습니다. 두 번 정도 행사를 진행했을 때, 공원 측 기획 담당자분으로부터 공원에서 주최하는 공식 이벤트로 야외 요가 진행을 맡아달라는 감사한 제안을 받았습니다.

대형 시설이나 공공장소에서 요가 관련 행사를 해 보고 싶다면, 먼저 담당자를 찾아가 문의해 보세요. 가능하다는 답변을 받았다면, 그에 맞는 기획을 직접 구상하고 제안해 보세요. 먼저 스스로 움직이고, 자신 있게 제안하는 것이 새로운 길을 여는 열쇠입니다.

처음부터 대형 시설이나 공공장소에서 큰 규모의 행사를 진행하기 어렵다면, 현재 수강생을 대상으로 근처 공원에서 소규모 야외 요가를 진행해도 좋습니다. 실내 스튜디오가 아닌 야외에서의 요가는 수강생에게도 또 다른 매력을 전할 수 있을 것입니다.

야외 요가 진행 예시

프로그램명	야외 요가 ○○공원에서 자연과 함께 몸과 마음을 편안히 풀어 보세요.
강사	요가 강사 ○○○
내용	과거 해외여행 중 바다나 숲속에서 요가를 체험하며 자연 속에서 하는 요가의 상쾌함과 매력을 크게 느꼈습니다. 현재 요가원이 위치해 있고, 지역 주민들에게 사랑받고 있는 ○○ 공원에서 요가를 함께할 수 있으면 좋겠다는 생각으로 야외 요가 수업을 진행합니다. 수업은 빈야사로 진행되고, 초보자도 무리 없이 수련할 수 있는 수업입니다.
일시	○○○○년 ○월 ○일 ○요일, 오전 ○시부터 ○까지 준비부터 마무리까지 약 2시간 정도 소요 예정
장소	○○ 공원 중앙 잔디 광장 ※우천 시 실내 요가원에서 진행됩니다.
인원	선착순 10명(스튜디오 수강생 위주)
예약 방법	문자, 전화, 카카오톡 채널, 인스타그램 DM 신청
취소 방법	취소하실 경우, 대기하고 있는 다른 수강생에게 기회가 넘어갈 수 있도록 미리 연락 주세요. 전날까지는 수강료 전액 환불됩니다. 당일 취소는 수강료 환불이 불가합니다.
수강료	회원 1인당 15,000원 비회원 1인당 30,000원 ※수강료는 신청자 성함으로 입금 부탁드립니다.
준비물	개인 요가 매트, 편안한 복장, 물과 다과(필요시)
문의처	010-1234-5678 카카오톡 채널 인스타그램 채널

2

목적, 목표, 기한을 정하기

객관적으로 바라보기

꿈이 있다면 구체적인 목적과 목표, 기한을 정하고 행동으로 옮겨야 합니다. 예를 들어 '요가 강사로서 브랜딩하기', '요가원 창업하기' 등과 같은 도전이 될 수 있습니다. 목표가 클수록 두려움이나 불안도 생기기 마련이지만, 일단 행동을 시작하면 그 과정에서 방향을 조정할 수도 있습니다.

- 목적: 무엇을 이루고, 어떤 사람이 되고 싶은지
- 목표: 무엇을 할 것인지(구체적인 숫자)
- 기한: 언제까지 완료할 것인지(구체적인 날짜)

- 예상되는 어려움
- 받을 수 있는 지원이나 응원
- 꿈을 이뤘을 때 얻게 되는 이점
- 꿈을 이뤘을 때 생길 수 있는 단점

위와 같은 항목을 직접 써 보며 정리해 보세요. 아직 익숙하지 않은 분야라 구체적인 그림이 잘 그려지지 않거나, 무엇부터 시작해야 할지 막막한 경우에는 그 분야에서 앞서가고 있는 선배나 컨설턴트에게 조언을 구해 보세요. 훨씬 더 구체적인 방향이 보이기 시작할 것입니다.

한 번도 해본 적 없는 도전일수록 심리적 장애물이 많이 생기기 마련입니다. 예를 들어, 요가 강사로서 유명해지는 것이나 돈을 버는 것에 대한 부끄러움, 혹은 주변 사람들의 시선이나 비난에 대한 두려움이 생길 수 있습니다. 그럴 때는 떠오르는 감정들을 적어 보면 객관적으로 바라볼 수 있게 됩니다. 그리고 사실 내가 생각하는 만큼 주변 사람들은 큰 관심이 없을 수도 있습니다. 되고 싶은 모습, 이루고 싶은 삶을 향해 거침없이 행동하세요. 응원해 줄 사람은 분명히 주변에 있습니다.

목표 실현을 위한 단계별 시트 작성하기

```
┌─────────────────────────────────────────────┐
│  목적 : 나만의 요가원을 열고, 유일무이한 요가 강사가 된다!  │
└─────────────────────────────────────────────┘
```

```
┌─────────────────────────────┐
│   목표 : 1년 이내에 요가원 오픈!    │
└─────────────────────────────┘
```

- 최소 10곳의 다른 요가 스튜디오를 둘러보고, 이상적인 내 요가원을 구체적으로 구상한다.
- 임대할 공간을 정하고, 프리랜서 강사에서 업무 전환을 구체화한다.
- 요가원 창업을 위한 자금 계획을 세운다.

예상되는 어려움	받을 수 있는 지원이나 응원
• 가족이나 친구 등 주변의 다양한 의견으로 인해 심리적 장애물이 생기기도 하지만, 가장 큰 장애물은 결국 스스로의 불안과 두려움이다. • 현재 프리랜서 요가 강사로서의 일을 병행하면서 창업 준비에 충분한 시간을 확보하는 것이 쉽지 않다. • 자금 조달 측면에서 어려움을 겪을 수 있다. • 지금 일하고 있는 요가원이나 피트니스 센터에 업무 전환에 대해 말하기 어려울 수 있고, 어쩌면 계속 일을 해야할 수도 있다.	• 부동산업에 종사하는 지인에게 임대 공간 찾는 과정을 도와달라고 요청한다. • 지금 함께하고 있는 수강생들에게 어떤 요가원이라면 다니고 싶은지 등의 의견을 듣는다. • 요가 강사 동료나 컨설턴트에게 조언을 구한다.

꿈을 이뤘을 때 얻게 되는 이점	꿈을 이뤘을 때 생길 수 있는 단점
• 오랫동안 꿈꿔 왔던 나만의 요가원을 운영하며 나답게 살아가는 삶을 실현할 수 있다. • 요가원을 운영하면서 책임감과 적극성이 생기고, 경영자로서도 성장할 수 있다. • 요가원을 다양한 방식으로 활용할 수 있어 앞으로의 비즈니스 확장이 수월해진다.	• 없다!

3

나만의 비서를 고용하기

디지털 시대의 요가원 운영

혼자서 요가원을 창업하여 운영하고 수업을 진행하는 것까지 상상했을 때, 많은 분들이 어려움으로 느끼는 점은 다음과 같습니다.

① 고정 비용(임대료, 공과금 등)이 든다.
② 요가 지도 외의 업무 시간이 늘어난다.
③ 수강생 관리가 번거롭고 어렵다.

①에 대해서는 만약 직접 요가원을 운영하게 된다면 꼭 발생하는 비용이라고 할 수 있습니다. 이는 임대 공간 계약뿐만 아니라 공간을

대관할 때에도 마찬가지로 발생하는 비용입니다. 따라서 수익과 지출의 균형, 수강료 체계 등을 깊이 고려하여 장소를 선택하고 상황에 따라 판단하는 것이 중요합니다.

②와 ③에 대해서는 아이디어를 잘 활용해서 시스템을 갖추면 번거로운 작업을 간소화할 수 있습니다. 특히 ②는 과거에 수기로 명부를 작성하거나 당일 현금 수납 방식이 주를 이뤘지만, 지금은 디지털 시대입니다. 따라서 플랫폼과 클라우드 서비스를 활용한 수강생 관리가 가능합니다. 온라인상에서 수강생 관리, 수업 전후의 메시지 발송 등을 원활하게 진행할 수 있습니다. 또 홈페이지 제작이나 SNS 채널 구축 등 혼자서 어떻게 시작해야 할지 막막한 부분은 전문가에게 의뢰하여 도움을 받는 것이 훨씬 효율적입니다. 시간과 비용 대비 효과가 높아 수업 준비나 수강생 관리에 더 집중할 수 있게 됩니다.

모든 것을 스스로 해낼 필요가 없는 시대

시스템의 도움을 받을 수 있는 부분

수업 신청	수업 신청은 예약 시스템을 통해 수강생이 직접 신청한다. 수업 예약 확인 메시지는 수업 3~4시간 전에 발송되도록 예약 시스템에서 미리 설정해 두면 자동 메시지 발송이 가능하다.
수강료 결제	카드 단말기를 사용하여 신용카드로 결제하거나 수강생 본인이 직접 계좌 이체를 통해 납부할 수 있다.
공지 팝업 및 알림 발송	수강생에게 유익한 정보나 이벤트 소식을 미리 날짜를 설정해 자동으로 발송할 수 있다.
다음 수업 알림 발송	수업 후 수강생의 후기 요청이나 다음 수업 안내도 시스템 설정으로 자동 메시지 발송이 가능하다.
수강생 관리	예약 시스템에서 간편하게 수강생 정보를 관리할 수 있다. 원하는 조건에 따라 수강생 목록을 조회하고 결제 내역과 이용 내역을 확인할 수 있다.

> 수강생 관리 시스템을 활용해서 수강생 등록, 수강권 관리, 수강료 결제, 수업 예약 및 취소, 안내 메시지 발송 등의 기능을 활용할 수 있다.

4

방문 유도 및 요가원 인지도 상승

요가원을 운영해 나가는 데 있어 기본과 응용이 매우 중요합니다. 기본이란 수강권 제도나 수강료 지불 방식, 이용 규정 등과 같은 운영의 기본 구조를 말합니다. 반면 응용이란 수강생의 건강 증진이나 심신의 성장으로 이어지는 변화, 재미 요소, 즐거움 등을 의미하며, 아이디어에 따라 자유롭게 창출할 수 있습니다.

예를 들어 여름이나 겨울처럼 기후 변화가 심한 계절에는 밖에 나가기 싫다거나 쾌적한 실내에서 시간을 보내고 싶다고 느끼는 수강생이 많아집니다. 이럴 때는 그러한 심리적 부담감을 해소하고, 요가를 지속할 수 있는 동기부여와 즐거움을 줄 수 있는 작은 장치를 마련해 볼 수 있습니다.

여름에는 선풍기나 쿨매트를 비치한 휴식 공간을 구성할 수도 있고, 편안한 이완을 돕는 명상 프로그램이나 아로마를 활용한 쿨링 요가 수업을 진행할 수도 있습니다. 또한 출석률이 떨어지는 기간에는 간단하고 재미있는 출석 미션을 기획할 수도 있습니다. 겨울에는 연말과 새해를 기념한 이벤트 수업이나 티타임 모임을 진행할 수도 있습니다.

출석을 유도하는 이벤트 만들기

출석 스탬프 카드 이벤트, 출석 챌린지, 친구와 동반 출석 이벤트 등 출석을 유도하는 재미있는 서비스를 기획하여 제공해 보세요.

계절에 어울리는 장식 준비하기

여성 수강생이 많은 요가원이라면 생화를 장식하는 것도 추천합니다. 꽃은 마음에 촉촉함을 더해 주는 아이템입니다. 이 외에도 계절마다 어울리는 분위기에 맞게 장식의 변화를 통해 공간에 생기를 불어넣어 보세요. 특히 크리스마스나 새해 등은 환영과 감사의 마음을 전하기 좋은 시기입니다.

상품 소개와 체험 기회 만들기

이벤트 선물은 요가원을 더 깊이 알 수 있는 '제품'이나 '체험'이 좋습니다. 이러한 기회를 계기로 요가원에서 판매 중인 상품을 구매하거나 새로운 서비스 및 옵션에 관심이 생길 수도 있습니다. 생각보다 수강생은 요가원에서 제공하는 서비스나 상품을 잘 모르는 경우가 많습니다.

다양한 프로모션 아이디어

출석 유도 이벤트	· 출석할 때마다 스탬프를 찍고, 10개 또는 20개가 모이면 굿즈를 증정한다. · 스탬프 카드를 직접 챙기기 번거로운 수강생도 있으니, 요가원에서 따로 보관하면 좋다. · 외출하기 어려운 계절(여름철이나 겨울철 등)에 출석을 유도하는 계절 한정 이벤트로도 추천한다.
재등록 유도 이벤트	· 수강 등록 후 1년이 지나면 기념 선물을 증정한다. · 지속적인 건강 관리에 대한 격려와 감사를 표현한다. · 65세 이상인 수강생이나 재등록하는 수강생에게는 수강료 할인 혜택도 고려해 보자.
요가원 내부 장식	· 관엽 식물이나 생화를 장식함으로써 요가원에 신선한 분위기와 생기를 불어넣을 수 있다. 그러한 작은 변화를 기대하며 방문하는 수강생도 있다. · 인테리어에 풍수를 반영하고, 그 의미를 설명하면 수강생의 기분 전환에도 도움이 된다. · 봄, 여름, 가을, 겨울 그리고 크리스마스 등 계절에 맞춘 장식과 색감으로 수강생이 계절감을 느낄 수 있도록 하자.
상품 판매	· 신상품이나 계절 한정 상품을 소개해 요가원에 대한 신선한 흥미와 재미를 유지한다. · 상품을 특별가에 제공하여 혜택을 체감할 수 있도록 하는 것도 효과적이다. · 티셔츠, 가방, 수건 등 요가원만의 오리지널 굿즈를 제작하여 판매한다.
이벤트 및 특별 강좌	· 요가뿐만 아니라 건강과 미용에 관련된 이벤트나 강좌를 개최한다. · 직접 진행하는 것 외에 전문가와의 협업도 신선한 기획이 될 수 있다. · 시야를 넓혀 다양한 내용을 제공한다.

5

수업 예약 취소를
최소화하는 방법

취소 최소화를 위한 시스템을 만들기

'수업 예약 취소'는 요가원 운영에 있어 생존과 직결되는 문제입니다. 요즘은 대부분 정기권으로 먼저 수강료를 납부한 뒤 수업을 듣고 일정 시간까지 예약 취소가 가능하도록 설정해 둡니다. 그렇기 때문에 수강생이 수업을 취소한다고 해서 단기적으로 손실이 발생하는 것은 아닙니다. 하지만 수업을 자주 취소하는 수강생은 재등록으로 이어지지 않을 확률이 높고, 이는 장기적으로 보았을 때 요가원에 큰 손실로 연결될 수 있습니다. 그룹 수업에 비해 수강료 단가가 높은 개인 수업의 경우에는 더 치명적일 수 있습니다. 예를 들어 100,000원 정가의 1:1 수업이 하루 3건 예약되어 있었는데 모두 취소된다면 총 30만 원의 손실로 이어질 수 있다는 것입니다.

따라서 요가원과 수강생 모두에게 손실을 최소화하는 시스템 구축과 취소 규정에 대한 인식 정립은 별도로 정리하되, 여기서는 취소를 예방할 수 있는 구체적인 방법들을 소개합니다.

◆ **다음 수업 예약 확인**

수업이 끝나고 수강생을 배웅할 때, 다음 수업 예약을 간단히 구두로 확인합니다. 요가원과 수강생 모두 일정을 한번 더 상기할 수 있습니다.

◆ **팝업 알림**

수업 3~4시간 전에 예약 확인 팝업 알림이 갈 수 있게 설정해 둡니다. 수강생 관리 시스템을 활용하면 수월하게 운영할 수 있습니다.

◆ **문자 및 전화 알림**

앱이나 SNS에 익숙하지 않은 수강생도 많습니다. 필요에 따라 전날 직접 문자나 전화로 안내하면 수강생도 안심할 수 있습니다.

◆ **기타**

수업 일정이 인쇄된 달력에 수강생의 예약 날짜를 표시할 수도 있습니다. 어느 시간대에 어떤 수업을 예약했는지 수강생 간에 공유가 가능하기 때문에 요가원 내의 커뮤니티를 활성화할 수 있습니다.

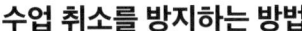 ## 수업 취소를 방지하는 방법

다음 수업 예약 확인	• 수업 직후에 간단하게 구두로 확인해도 좋다.
팝업 알림	• 수업 3~4시간 전에 예약 확인 메시지를 발송한다.
문자 및 전화 알림	• 앱이나 SNS가 익숙하지 않은 수강생도 있다. • 스마트폰에 익숙하지 않은 고령 수강생에게 효과적이다. • 너무 일찍 연락하면 잊어버릴 수 있으니 일정을 감안해서 하루이틀 전에 연락하는 것이 가장 좋다.
기타	• 수업 일정을 표기한 월간 달력을 함께 제공한다. • 위의 방법 중 수강생이 원하는 방식으로 선택하게 할 수 있는 것도 좋은 방법이다.

> 잦은 수업 취소는 재등록으로 이어지지 않고,
> 이는 장기적으로 요가원에 큰 손실이다.
> 취소 규정을 미리 마련해 두자.

6

뉴스레터와
손 편지

뉴스레터의 역할

　전 세계적으로 기술 혁신이 빠르게 진행되며, 다양한 분야에서 디지털화가 가속되고 있습니다. 이 책에서도 디지털 시스템의 활용을 추천하고 있지만, 그래도 수강생 분들은 때때로 마음이 담긴 것들에 진정한 안심과 감동을 느낍니다. 이러한 배려는 요가원에 대한 수강생의 호감도와 친밀감, 신뢰감을 높이고 수업의 지속성에도 긍정적인 영향을 줍니다.

　그중 하나의 방법으로 뉴스레터를 추천합니다. 뉴스레터 발송 서비스를 활용하여 손쉽게 보낼 수 있습니다. 뉴스레터의 장점은 매일 SNS나 블로그 등을 잘 보지 않는 수강생에게도 접근을 유도할 수 있고, 서비스에 대한 정보를 자연스럽고 풍부하게 전달할 수 있다는 점입니다. 또 광고와 같이 일회성이 아니라 정기적으로 뉴스레터를 발행해 수강생과 지속적인 관계를 만들 수도 있죠. 새로운 서비스나 상품 판매, 이벤트 등 최신 정보를 알릴 수도 있습니다. 수강생의 후기나 요가 강사의 근황 등도 함께 담아낼 수 있다면 더욱 풍성하고 즐거운 콘텐츠가 되어, 재등록 유도 효과도 기대할 수 있습니다. 뉴스레터는 즐겁고 자연스러운 홍보 수단이 되어 줍니다.

특별한 순간에는 손 편지를

요가원 운영의 큰 장점은 대면 수업이 가능하다는 것입니다. 그렇기에 수강생의 생일이나 결혼 등 인생의 소중한 이정표가 되는 날에는 손 편지를 전달하면 분명 진심이 전달될 것입니다. 평소에 생각하고 있던 감사한 마음을 전해도 좋습니다. 첫 체험 수업을 받은 수강생에게 감사의 편지를 전달하는 요가원도 있습니다.

뉴스레터 예시

○○○○년 ○월 ○일 ○○요가원 뉴스레터

조금씩 따뜻해지는 계절, 몸과 마음은 모두 편안하게 함께 요가해요.

3월은 겨울에서 봄으로 바뀌는 시기죠.
3월 요가는 환절기에 자주 나타나는 꽃가루 알레르기에 대비하는
아로마와 요가 자세로 구성됩니다. 이번 뉴스레터에서는
봄에 나타나는 신체의 변화를 살펴봅니다.

봄에는 간이 활발해집니다.
간이 과도하게 활발해지면 간과 관련이 있는 자율신경의 균형이 흐트러집니다.
따라서 봄에는 쉽게 열이 오르거나 현기증, 불면증이 발생하기 쉽습니다.

간을 진정시키려면 스트레칭이나 요가로 근육을 늘리고,
봄에 나는 채소를 섭취하면 좋습니다.

또, 활성화된 간은 비장이나 위의 소화 흡수를 방해하기도 합니다.
이때 단맛이 있는 식재료는 비장이나 위의 소화 흡수를 돕습니다.
설탕의 단맛이 아닌 식재료가 지닌 자연스러운 단맛을 말합니다.
양배추, 순무, 대추 등 부드러운 단맛이 느껴지는 식재료를 적극적으로 섭취해 보세요.

이벤트 안내♪

◎ 요가복 플리마켓 (○월 ○일부터)
안 입는 요가복을 갖고 계신가요?
지구의 건강을 위해 특별 플리마켓을 진행합니다.
안 입는 요가복을 가져와 주세요.

◎ ○○ 공원 야외 요가 (○월 ○일)
매해 뜨거운 인기를 자랑하는 야외 요가가 벚꽃이 피는 계절에 돌아왔습니다.
자세한 내용은 게시판을 확인해 주세요.
그럼, 요가 수업에서 만나요!

※문의
· 010-1234-5678 · 카카오톡 채널 · 인스타그램 채널

SNS 활용법

푸시형과 스톡형, 두 가지를 함께 활용하기

지금은 SNS를 비롯하여, 다양한 방식으로 메시지를 전송할 수 있는 시대입니다. 인스타그램, 카카오톡, 블로그, 유튜브, 홈페이지, X 등 여러 채널이 있습니다. 이러한 매체는 크게 '푸시형'과 '스톡형'으로 나눌 수 있습니다.

푸시형은 앱 팝업이나 카카오톡처럼 시기적절한 정보를 수강생에게 바로 전달하는 방식입니다. 즉, 직접적으로 지금 필요한 정보를 전달하여 서비스를 강력하게 전달하는 것입니다. 스톡형은 SNS, 블로그, 홈페이지처럼 정보를 쌓아 두고 수강생이 찾아왔을 때 확인할 수 있도록 하는 방식입니다.

SNS를 효율적이고 효과적으로 활용하여 공지, 홍보, 후속 대응을 원활하게 하려면, 푸시형과 스톡형 각각의 장점을 잘 이해하고 적절히 활용해야 합니다.

중요한 것은 '꾸준히' 하는 것입니다. 이는 수강생의 '신뢰'로 이어집니다. 지속적인 정보 발신은 요가원 이미지 형성에도 도움이 되며, 여러분의 매력과 서비스의 진정성을 전달할 수 있습니다. 콘텐츠의 내용은 수강생에게 도움이 될 정보, 그리고 요가 강사로서 자신과 요가원의 콘셉트에 적절한 정보로 구성하세요. 표면적인 정보보다 때로는 진심 어린 내용과 개인적인 일상이 더 큰 공감을 불러오기도 합니다.

푸시형과 스톡형의 특징

푸시형

- 앱 팝업이나 카카오톡을 통해 지금 바로 전하고 싶은 정보를 실시간으로 전달한다.
- 새롭게 시작되었거나 앞으로 진행될 이벤트 등 타이밍이 중요한 소식을 알릴 때 효과적인 도구이다.

스톡형

- SNS, 블로그, 홈페이지에서 제공하는 정보다.
- 정보가 축적되기 때문에 수강생은 한 번에 많은 정보를 확인할 수 있고, 신뢰감으로 이어진다.
- 요가원의 역사가 남기 때문에 마련해 두면 좋은 도구다.

> 꾸준히 업데이트하다 보면, 자연스럽게 조회자 수가 늘어난다.
> 수강생이 궁금해 하는 정보를 적절한 시기에 맞춰
> 전달할 수 있도록 활용해 보자.

광고 없이
수강생의 목소리로 홍보하기

신뢰를 바탕으로 한 최고의 홍보 방법

건강이나 미용과 관련된 장소를 고를 때 여러분은 어떤 기준으로 고르시나요? 가격, 시간, 시스템 등 다양한 요소가 있지만, 대부분은 '다른 사람의 후기'를 꼭 확인합니다. 때문에 '입소문'은 매우 중요합니다.

고객을 응대하는 서비스업 분야에서 '고객의 목소리'는 최고의 신뢰이자, 자연스러운 홍보 수단이 됩니다. 또한 고객의 목소리를 통해 요가 지도나 수강생 응대에 있어 스스로는 깨닫기 어려운 점을 발견하고 개선할 수 있습니다. 문의 창구로 들어오는 질문이나 불만 접수조차도 소중한 자산입니다. SNS나 블로그 콘텐츠의 주제로도 활용할 수 있고, 성장할 수 있는 기회가 됩니다.

광고 없이 수업 인원을 다 채우고 요가원을 안정적으로 운영하고 싶다면, 수강생의 목소리를 활용한 구조를 확실히 확보해야 합니다. 그 열쇠는 바로, 아래 세 가지 수강생의 목소리를 신뢰의 도구로 바꾸는 구조에 있습니다.

① 마음을 담아 최고의 수업을 제공한다.
② 수강생에게 후기를 요청한다.
③ 후기를 게시하고 소개한다.

위 구조에서는 ②와 ③의 흐름이 중요합니다. 수업 후 직접 이야기를 듣고, 그 내용을 컴퓨터로 입력해 두는 아날로그 방식도 물론 좋지만, 가능하다면 디지털화하는 것을 추천합니다. 다양한 방식이 있지만, 수업 후 바로 후기 요청 메시지를 자동 발송하고 받은 후기가 자동으로 연동되도록 설정하면 매끄러운 흐름이 완성됩니다. 신뢰할 수 있는 후기들이 차곡차곡 쌓이면 처음 방문하는 분도 안심하고 문의하거나 체험 수업을 신청하기 쉬워지고, 별도의 광고 없이도 수업에 자연스럽게 참여하게 됩니다.

수강생 만족도 조사

수업 후에 후속 대응 메시지로 소감을 요청한다.

| 구글 폼, 네이버 폼 | 인스타그램 | 서면 설문지 |

후기를 다른 채널에 게시하고 소개할 경우에는 반드시 동의를 받는다.
익명으로 게시할지, 연령까지 게시할지 등도 미리 안내한다.

요가원을 처음 찾는 분들이나 검색 중인 분들도 보기 쉬워 수강생 모집 효과가 더욱 커진다.

포인트
구글 폼이나 네이버 폼 등을 활용해 간단한 설문지 양식을 만들거나, 서면 설문지를 준비해 수업 직후에 전달할 수도 있다. 가장 활발하게, 간편하게 사용하는 방법은 인스타그램으로, 수강생이 올린 스토리나 게시물의 후기를 요가원 계정에서 공유하고 콘텐츠로 만드는 방식이 널리 쓰인다. 후기를 다른 채널에 게시하는 작업도 가능한 한 간편하고 효율적으로 진행하면 좋다. 구글 폼 응답은 구글 스프레드 시트에 연동 및 저장되어 추후 관리와 게시에 용이하다.

만족도 조사는 요가원의 오픈일, 연말, 연초 등과 같은 특별한 날이나 정기적으로 시기를 정해 진행할 수 있다.

요가 수업 외의
매출 만들기

다양한 수입 창구

요가원을 지속적으로 운영해 나가려면 시대 흐름에 맞춰 경영의 방향도 한 걸음씩 성장시켜야 합니다. 요가나 건강 관련 연수를 수강하여 지도 역량을 넓히거나, 경영 컨설팅을 받아 수강생 모집 트렌드를 학습하고 활용할 수도 있습니다. 저 또한 요가원을 오픈한 뒤에도 다양한 요가 연수와 비즈니스 컨설팅을 배워 왔습니다. 그 과정에서 가장 큰 과제로 느껴졌던 것이 바로 '시간 활용 방법'입니다. 시간을 어떻게 쓰느냐는 우리의 삶 전체에 직결되는 요소입니다. 이것도 저것도 모두 해야 한다는 생각으로 무작정 시작하기보다는, 요가원의 콘셉트와 목표를 명확히 세운 뒤 시간을 확보합시다.

요가원 운영에서 시간 활용 방법을 고민할 때는 가장 기본이 되는 요가 수업 시간을 중심으로 수업 외의 다양한 수익 창구를 만들어 나가면 안정적이고 여유롭게 경영할 수 있습니다. 요가 수업 이외의 수입원은 다양합니다. 예를 들어 요가원에서의 상품 판매, 동영상 및 오디오 콘텐츠 판매, 요가 관련 컨설팅, 온라인 요가원 운영, 책 출판, 타 브랜드와의 협업 계약, 잡지나 웹 콘텐츠의 칼럼 집필 등도 가능합니다. 자신의 경험과 배움에서 탄생한 콘텐츠나 주변의 요청에서 아이디어를 얻은 상품 등 요가 수업이라는 실질적인 노동 외에도 지속 가능한 수입원을 만들어 보세요.

전문 분야로 새로운 수입 창구를 만들어 보기

상품 판매	요가원 내에서 요가 용품, 의류 등을 판매한다. 온라인으로도 판매하면 수강생이 여유롭게 고르고 구매할 수 있다.
동영상 및 오디오 콘텐츠 판매	요가 자세, 요가 철학, 미용 및 건강에 관한 지식을 동영상이나 오디오 콘텐츠로 전달할 수 있다. 오디오 콘텐츠는 출퇴근 중이나 집안일을 하며 들을 수 있어 부담 없이 구매할 수 있다.
전문 분야 요가 컨설팅	요가원의 기본 수업에는 없는 더 전문적인 요가 분야의 콘텐츠를 따로 전한다.
온라인 요가원 운영	충성도가 높은 수강생이 생기고 오프라인 요가원 브랜딩이 안정적으로 자리 잡은 뒤, 온라인 요가원을 개설할 수 있다. 일반 요가 수업에서는 다 담을 수 없는 이야기나 개인적인 경험을 공유할 수 있다.
도서 출판	전문 분야를 책이나 잡지에 기고하고 원고료를 받는 방법도 있다. 요즘은 웹 기사 집필 수요도 있다.
타 브랜드와 협업	스포츠 용품 브랜드나 피트니스 관련 기업과 협업 계약을 체결해 함께 활동의 영역을 넓힐 수 있다.

8장

갑작스러운 위기, 어떻게 대비할까?

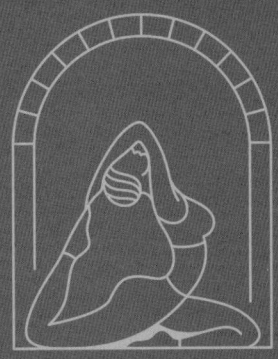

1

만일의 사태에 대비하기

　수강생이 갑자기 몸이 안 좋아지거나 다치는 상황에 대비해 미리 준비해 두어야 할 목록입니다.

◆ **응급 처치 키트**

　냉찜질팩(얼음주머니), 온찜질팩, 소독약, 각종 크기의 반창고, 멸균 거즈, 붕대, 가위, 체온계, 혈압계, 산소포화도 측정기, 가능하다면 AED(자동제세동기)도 준비해 두세요.

◆ **수강생의 비상 연락처**

　만일의 사태에 대비해 수업 첫날에 회원 등록 신청서에 수강생 본인을 제외한 비상 연락처를 적도록 안내합니다. 작성된 비상 연락처는 항상 잘 보관하고, 비상시에는 즉시 대응할 수 있도록 준비해 두어야 합니다.

기본적인 응급 대응

수강생의 컨디션 이상이나 부상, 긴급 상황이 발생했을 때는 적절한 응급 대응이 매우 중요하며, 초기 대응은 이후 회복에도 큰 영향을 미칩니다.

◆ **응급 대응 연락처**

필요한 순간에 곧바로 연락할 수 있도록 구급차, 응급 의료 센터, 경찰, 인근 병원 등 대표적인 응급 대응 연락처를 보기 쉽게 게시하거나 핸드폰에 미리 등록해 둡시다.

◆ **외상 응급 처치 RICE 요법**

RICE란 Rest(안정), Ice(냉찜질), Compression(압박), Elevation(환부 높이기)를 의미합니다. 스포츠를 비롯한 신체 활동에서 근육, 인대, 관절 등의 손상이 발생했을 때 초기에 통증을 줄이고 회복을 돕는 외상 응급 처치 방법입니다. 기본적인 응급 처치이므로 사전에 익혀 두고 비상시에 침착하게 대응할 수 있도록 준비해 두는 것이 좋습니다.

부상과 사고를 예방하기 위해 중요한 점

가장 중요한 것은 수강생이 다치거나 컨디션 난조가 발생하는 일이 없도록 사전에 적절히 관리하고 요가를 지도하는 것입니다. 수업 전에는 꼭 충분한 카운슬링을 통해 컨디션을 확인합니다. 또 수업 중 조금이라도 이상 징후가 느껴진다면 바로 컨디션을 확인해 주세요. 회원 등록 시에 지병 유무나 걱정되는 증상을 미리 파악해 두는 것도 중요한 예방책 중 하나입니다.

비상 상황에 대비해 준비해야 할 리스트

상비 아이템

냉찜질팩, 온찜질팩	염좌, 타박상, 열사병 등이 발생했을 경우에 대응
소독약	베인 상처 등을 소독
반창고, 멸균 거즈	베인 상처 등에 대한 응급 처치
체온계	체온 파악
혈압계	몸 상태 파악(주로 혈압을 신경 쓰는 수강생)
산소포화도 측정기	몸 상태 파악
AED(자동제세동기)	긴급 상황에 대비한 심폐소생술

파악해 둬야 하는 정보

수강생의 비상 연락처	수강생 본인뿐만 아니라, 가족이나 친구 등 비상시 연락 가능한 연락처를 미리 파악해 둔다. 회원 등록 시 신청서에 기입해 둔다.
수강생의 지병	요통 등 흔한 증상은 물론, 치료 중인 질병이나 부상, 통원 치료 여부나 복약 상황 등도 문진 시에 질문하거나 회원 등록 시에 확인한다.
응급 대응 연락처	요가원에서 가깝고 응급 대응이 가능한 병원 리스트를 미리 파악해 둔다.

> 만일의 상황에 대비해 준비해 둔 응급 용품에 대해
> 수강생들에게 미리 안내해 두면 그 자체로 수강생을 안심시킬 수 있다.

요가 강사로서
성공과 실패

요가 강사로서 '성공'이란 무엇일까?

여러분은 왜 요가 강사가 되기로 결심했나요? 어떤 꿈과 자아실현을 이루고 싶은가요? 어떤 무대에서, 어떤 수강생에게, 어떤 요가 수업을 제공하고 싶나요? 요가원을 창업하고 싶다고 생각한다면 지금까지의 경험이나 틀에 얽매이지 말고, 상상의 단계여도 좋으니 자신의 이상적인 모습을 그리고, 그것을 계획으로 구체화해 보세요. 만약 본보기로 삼고 싶은 사람이나 목표로 하는 인물이 있다면, 그 요소도 주저하지 말고 적극적으로 참고하세요. 요가 강사로서 '성공했다고 느끼는 상태'는 스스로 정해야 합니다.

예를 들어 흔히 연 수입과 월 수입 같은 지표가 있습니다. 우리는 돈이라는 에너지와 함께 살아가며, 인생 전반에 걸쳐 그것의 영향을 크게 받기 때문에 이런 수치는 지표로 삼기 쉬운 기준이 됩니다. 하지만 만약 수입만을 쫓다가 건강을 해치거나, 가족과의 소중한 시간을 잃어버릴 정도로 일정을 빽빽하게 채워버린다면, 내면의 풍요로움이나 요가를 통해 전하고 싶은 메시지와 같은 본래 목적이 무너질 수도 있습니다.

요가 강사로서의 성공은 결국 자신에게 있어 성공이란 무엇인지, 행복이란 무엇인지, 어떤 삶의 방식과 방향성, 마음의 상태에 만족할 수 있는지가 핵심입니다. 이런 관점에서도 단순히 요가 강사와 요가 분야의 틀을 넘어, 하나의 기업가이자 경영자로서 세상을 보고 경험과 배움을 넓혀 가는 것이 자아실현과 성공으로 이어집니다. 그리고 요가 강사로서의 성공 그 자체가, 결국 내 일과 요가원을 지키는 힘이 됩니다.

성공의 기준은 스스로 정하기

> 요가 강사로서 나만의 성공과 이상을
> 자유롭게 그려 보기

예시
- 몸과 마음을 건강하게 유지하면서 멋지게 나이 들어간다. 많은 사람에게 사랑받는 현역의 시니어 요가 강사가 된다.
- 본업으로 기본적인 수입을 얻으면서 부업으로 주 2회 요가 수업을 진행하고, 즐겁고 충실한 하루하루를 보낸다.
- 요기원을 운영하며 월 수입 4백만 원을 달성한다. 시간에 쫓기지 않고, 나만의 시간을 충분히 확보한다. 건강에 대한 의식이 높은 수강생이 많이 모여 커뮤니티가 활성화된 요가원을 만든다.
- 가정을 우선순위에 두고 요가 강사로 일한다. 통근 시간이 최소화되도록 설계와 디자인에 직접 참여해 단독주택에 자택 겸용 요가원을 만들어 운영한다.
- 다른 요가원의 강사로 일하면서 생활에 필요한 기본급을 확보한다. 그 외에 자율적인 요가 모임 등을 만들어서 프리랜서로 활동의 폭을 넓힌다.

> 스스로에게 요가 강사로서의 성공은 어떤 모습인가?
> 어떤 장소에서, 어떤 사람들과 함께하고 있는가?
> 어떤 수강생들과 인연을 맺고 있는가?
> 가능성은 무한하다. 다른 사람과 비교하지 말고,
> 자신만의 길을 그려 나가 보자.

3

요가원을
폐쇄할 수도 있다고요?

소규모 요가원이 위기에 강한 이유

요가원이 폐쇄 위기에 처하는 경우는 꽤 자주 발생합니다. 하지만 작은 규모의 요가원은 위기관리에 강한 면이 있습니다. 대규모 시설의 경우 수백 명, 수천 명의 수강생을 대상으로 경영 전략을 세우고, 다양한 공지를 많은 수강생에게 일일이 전달해야 합니다. 반면 1인 요가원에서는 본인이 직접 담당하는 소수의 수강생에게만 그때그때 가장 적절한 대응을 확실하게 하면 됩니다. 수강생 한 사람 한 사람에게 섬세한 대응이 가능한 점은 작은 요가원만의 강점입니다.

규모가 작은 요가원의 장점

수강생에 대한 유연한 개별 대응이 가능하다	관리해야 할 수강생 수 자체가 많지 않기 때문에 전화나 메시지 등을 활용한 개별 대응이 가능하다.
제도 변경이나 신규 제도 개설이 용이하다	수강생의 목소리를 듣고, 그 의견을 바탕으로 제도를 변경하거나 새롭게 설정하는 일이 용이하다.
온라인 수업으로의 전환이 원활하다	이미 신뢰 관계가 구축되어 있기 때문에 수업이 온라인으로 바뀌어도 참여도가 높다.
수강생 한 명 한 명을 정성껏 관리할 수 있다	수백, 수천 명의 회원을 가진 피트니스 센터나 대형 요가원에서는 세심한 개별 관리가 어렵지만, 작은 요가원에서는 훨씬 수월하다.
수강생 맞춤형 플랜을 제안할 수 있다	다른 사람들과의 접촉이 많은 그룹 수업을 선호하지 않는 수강생에게 개인 수업과 같은 다른 수업 유형을 제안하며 맞춤형 관리를 할 수 있다.
유행 질병에 대한 대응이 용이하다	코로나19와 같은 큰 질병이 유행할 경우 각 수강생의 건강 상태, 감염병에 대한 불안 등을 직접적으로 확인하고, 온라인 수강 또는 수강권 일시 정지 여부를 빠르게 확인할 수 있다. 또 그룹 수업 인원 조정이 필요한 경우에도 보다 신속하게 조정할 수 있다.

4

더 이상 요가 강사로 일할 수 없다는 비극

새로운 요가의 삶으로 이어진 회복의 기록

제가 대형 피트니스 센터를 퇴사하고 프리랜서 요가 강사가 된 지 3년쯤 되었을 무렵의 일입니다. 그 당시 저는 주로 피트니스 센터, 요가원, 문화 센터 등에서 고용 계약 형태로 일하고 있었습니다. 그렇게 정규 수업이 조금씩 늘어나며 수입도 안정되어 가던 중, 교통사고를 당하게 되었습니다. 경추의 디스크 탈출, 요추 분리 골절, 척추 측만증. "디스크가 조금만 더 깊었으면 반신마비가 됐을 겁니다. 수술이 필요하고, 무리하게 움직이면 상태가 악화될 수 있으니 요가 강사를 계속하는 것은 좋지 않을 수 있습니다." 의사가 제게 했던 말입니다.

교통사고 이후 몸 상태로 인해 어쩔 수 없이 요가 강사 일을 쉬어야 했고, 언제 회복될지 알 수 없는 상황 속에서 많은 정규 수업을 거절하다 보니 일감이 점점 줄어들었습니다. 직접적인 외상 외에도 편타성 외상으로 인해 다양한 증상과 후유증에 시달렸습니다. 아침에 일어나서 밤에 잠들기까지 끊이지 않는 통증과 저림이 계속됐습니다. 그럼에도 하루에 아주 조금씩이라도 좋아질 거라는 믿음을 가지고 재활 치료에 전념했고, 후유증이 여전히 남아 있는 상태 속에서도 간신히 다시 한 걸음을 내디딜 수 있었습니다.

다리를 뻗고 누워서 자는 것조차 격렬한 통증을 느꼈고 일상생활 자체가 어려운 상황에서 교통사고 관련 소송, 연인과의 이별도 겹쳤습니다. 마치 삶의 실이 툭 끊어져 버린 듯한 감각에 휩싸여, 어머니에게 그냥 죽고 싶다고 말해 버리고 말았습니다. 그 당시에는 동일본 대지진의 여파도 여전히 남아 있었고, 어머니는 저에게 이렇게 말해 주셨습니다. "쓰나미에 휩쓸려 목숨을 잃은 분들의 마음을 한번 생각해 봐. 살고 싶어도, 생명을 잃은 분들이 정말 많단다." 그 말을 들으며 눈물을 흘렸고 마음속 응어리가 조금씩 풀렸습니다. 그 일을 계기로 저는 다시 재활에 힘쓸 수 있었고, 결국 지금의 요가원을 열게 되었습니다.

교통사고로부터 회복한 과정

요가 강사 3년 차. 프리랜서 요가 강사 일과 자율적으로 운영하던 요가 모임이 점점 자리를 잡고 수입도 안정되기 시작한 시점에 교통사고를 당했다.

▼

차에 부딪힌 뒤, 몸이 공중으로 튕겨 올랐다가 어깨부터 땅에 떨어졌다. 왼쪽 몸 전체가 콘크리트 바닥에 세게 내던져지는 바람에 몸을 마음대로 움직일 수 없게 됐고 이동이나 업무가 불가능했다. 의사의 진단에 따라 3개월간 요가 강사로서의 일은 완전히 멈춰야 했다. "디스크 손상이 조금만 더 깊었더라면, 왼쪽 반신마비가 됐을 것이다. 요가 강사 일을 계속하는 것은 몸 상태가 더 악화될 가능성이 있다."라는 의사의 말에 큰 충격을 받았다.

▼

자는 시간 외에는 항상 강한 통증과 저림이 느껴졌고, 물건을 들고 걷는 것조차 어려웠고, 오랫동안 일어나 있기가 힘들었다. 휴업 중에는 SNS 활동도 중단하고 회복에만 집중했다. 언제 복귀할 수 있을지도 알 수 없었기에 복귀 시점을 정하지 못했고, 맡고 있었던 일감은 점점 줄어들었다.

▼

업무 계약이 줄어드는 상황 속에서도 정말 좋아하는 일을 포기하고 싶지 않다는 강한 마음이 있었기에, 여전히 통증이 남아 있는 상태였지만 조금씩 할 수 있는 선에서 일을 시작했다. 몸에 부담이 적은 힐링, 릴랙스, 이완 요가부터 다시 시작했다. 주 2회 정도로 진행했다.

▼

하지만 일에 복귀했음에도 불구하고 월수입은 형편없었고, 교통사고와 관련된 재판은 계속되어 몸과 마음 모두에 지치는 상황이 이어져 한계에 다다랐다. 재판은 끝나는 데만 2년이 걸렸다.

▼

생활은 어려워졌고, 가족의 도움을 받으며 몸이 나아지기를 바라는 마음으로 생활을 계속했다.

▼

한편, 교통사고의 부상을 계기로 '몸이 불편한 사람도 할 수 있는 요가', '통증과 불편함이 있는 몸을 조율하고 개선하는 방법'을 배우기 시작했다.

▼

스포츠 트레이너로 활동하며 익혔던 '신체 기능 개선'과 '부상 및 통증의 재활 방법'도 더 깊이 공부하고 실제로 적용하기 시작했다.

▼

하루에 아주 조금씩이라도 좋아지자는 마음으로 긍정적인 자세를 잃지 않고 회복에 힘쓴 결과, 지금은 후유증을 거의 극복했다.

▼

현재는 요가 수업을 통해 몸과 마음을 건강하고 활기차게 유지하는 방법을 매일 전하고 있다.

5

관점의 전환을 통한 성장

모든 것은 마음먹기 나름이다

앞서 이야기한 교통사고의 경험을 통해 몸과 마음 모두 한계에 부딪혔습니다. 오랫동안 이어진 재판도 정신적으로 큰 부담이었지만, 지금은 그 교통사고조차 감사한 일이라고 생각합니다. 요가의 가르침 중에 '모든 일은 신의 노트에 적혀 있다'라는 말이 있습니다. 만약 교통사고를 겪지 않았다면 그 일을 계기로 요가원을 창업할 일도, 이렇게 글을 쓸 일도 없었을 것입니다. 어떤 일이든 내가 그것을 어떻게 보고, 어떻게 받아들이고, 그다음에 무엇을 하는지는 자신의 선택이라고 생각하면 의외로 마음이 가벼워집니다.

모든 경험은 미래로 이어진다

　다른 사람이나 외부 환경 탓만 하고 있다면 그 어떤 성장도, 성과도 얻을 수 없습니다. 때로는 그런 감정에 빠져 완전히 바닥까지 내려간 후 올라오는 것도 좋은 경험이 될지도 모릅니다. 하지만 요가를 평생의 직업으로 삼고 요가원을 경영하기 위해 중요한 것은 신뢰와 책임, 그리고 수강생의 건강과 행복을 진심으로 바라고 행동하는 것입니다. 견문을 넓히고 도전하다 보면 겉보기에는 실패의 연속처럼 보이는 일이 생기기도 하지만, 그 모든 것은 결국 미래로 이어지는 소중한 경험이 됩니다. 요가원을 경영하고 수강생을 지도하는 데 도움이 되는 것은 물론, 내 몸과 마음을 성장시키고 인생을 더욱 풍요롭게 만들어 줄 것입니다.

━━━━━━━━━━━━━━━━━━ **성장을 위한 밑거름**

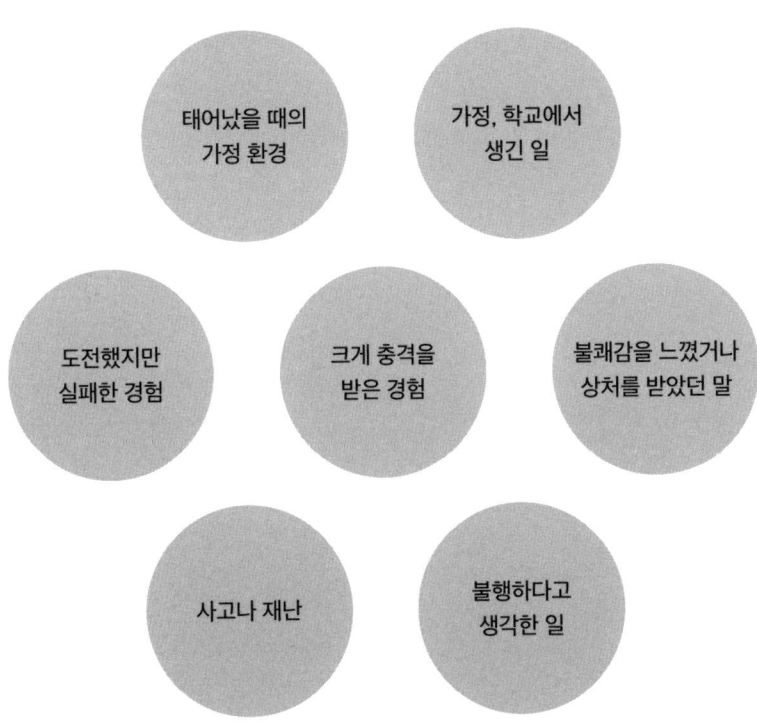

모든 경험을 밑거름 삼아 미래를 향해 전진하자.
남을 탓하지 않고 자신의 삶으로 받아들이면 앞으로 나아갈 수 있다.
스스로의 성장을 위해서라도 한 걸음씩 천천히 전진해 보자.
타인과 현실은 바꿀 수 없으니, 자신의 마음과 행동부터 변화시켜야 한다.

9장

다시 오고 싶은 요가원, 무엇이 다를까?

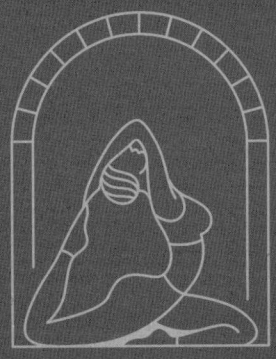

1

요가만의
특별한 호스피탈리티

요가만이 제공할 수 있는 서비스

요가는 반짝 유행하는 건강법이나 미용법이 아니라, 4천 년에서 5천 년에 이르는 오랜 역사를 지닌 삶의 지혜입니다. 주로 자세, 명상, 호흡 그리고 요가 철학으로 구성된 요가의 요소들은 삶 자체라고도 할 수 있습니다. 그 효과는 현대 과학으로도 증명되고 있습니다. 그렇다면, 요가만이 제공할 수 있는 서비스란 어떤 것이 있을까요?

오감을 자극하는 맞춤형 서비스 제공

앞에서 언급한 것처럼 요가는 시각, 후각, 미각, 촉각, 청각 등 인간이 지닌 오감을 활용한 서비스 제공이 가능한 것이 특징입니다. 예를 들어 고품질의 음향 장비로 힐링 음악을 재생하거나, 아로마테라피의 향을 더해 편안한 감각을 돕고, 수업 후 차를 제공하는 것도 모두 수강생의 오감을 자극하는 서비스입니다. 또한 청결한 환경 유지, 기분 좋은 인사와 말투, 정중한 응대 태도 역시 수강생이 편안함을 느끼게 해 주는 중요한 요소입니다.

다양한 수업과 서비스

요가는 체형 관리를 원하는 분은 물론, 도전 정신과 성취욕을 바탕으로 고난도 아사나에 도전하고자 하는 분에게도 적합한 프로그램을 구성하여 제공할 수 있습니다. 연령, 성별, 라이프스타일에 맞춘 맞춤형 수업 구성이 가능하며, 이벤트 등 일회성 참여는 물론 정기권 제도를 통해 지속적인 수련도 이어갈 수 있습니다. 이처럼 요가 수업과 서비스는 요가원의 방향성과 지도자의 철학에 따라 유연하게 변화되고 성장시킬 수 있습니다.

요가원 서비스 구상해 보기

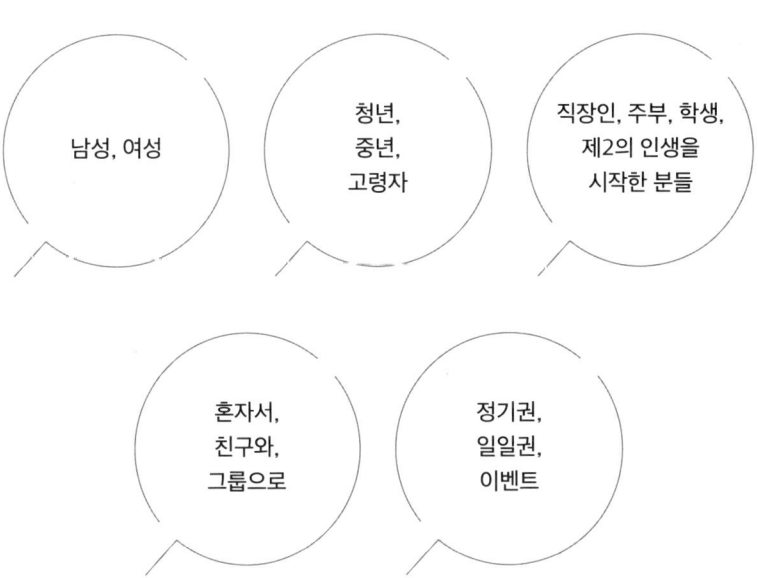

자신이 제공할 수 있는
요가 수업을 구성해 보고
성장해 나가 보세요.

요가 비즈니스 기획하기

　요가에서는 자세, 명상, 호흡이 중심이지만, 이를 다양한 분야나 직종과 결합하면 비즈니스의 가능성은 무한히 확장됩니다. 대면 수업은 물론 온라인 수업도 진행할 수 있으며, 영상이나 오디오 콘텐츠도 판매도 적합합니다. 자신의 요가 비즈니스를 발전시키기 위해서는 요가의 여러 요소 중에서도 자신이 잘하는 것, 지금까지 열심히 배워 온 것, 진심으로 좋아하는 것을 많은 사람과 나누는 것이 중요합니다.

　예를 들어 다른 요가원이나 피트니스 센터에 소속되어 그 안에서 매뉴얼에 따른 수업을 진행하는 것도 하나의 활동 방식입니다. 하지만 그보다 자신이 공부해 온 전문 분야가 있다면 특별 강의나 이벤트를 기획하여 제안해 보세요. 조직이나 회사가 주최하는 것이 아니라 자신이 직접 기획하여 수업을 열고 싶을 경우에는 장소, 상품, 내용, 시간, 요금 등을 고려하는 과정이 필요합니다.

나만의 팬 만들기

　기획부터 제공까지의 흐름을 원활하게 진행하려면 충성도가 높은 고정 수강생들을 확보해 홍보나 모집이 수월하게 이루어질 수 있는 상황을 갖추는 것이 중요합니다. 예를 들어 자신의 경험과 배움을 바탕으로 한 '프로필', 수업의 매력을 잘 전달하는 '랜딩 페이지', 예약 및 신청(가능하다면 결제까지)이 가능한 '신청 페이지'를 마련해 보세요. 또 소통을 위한 SNS 채널도 필요합니다. 꾸준히 재등록을 하고, 다양한 이벤트 수업에도 적극적으로 참여하며, 진심 어린 후기를 남기거나 요가 강사나 다른 수강생들과 활발히 소통하는 '팬'을 만든다면, 정보 제공부터 알림과 홍보, 수강생 모집까지 원활하게 진행될 수 있습니다.

수강생 확보를 위한 필수 온라인 환경

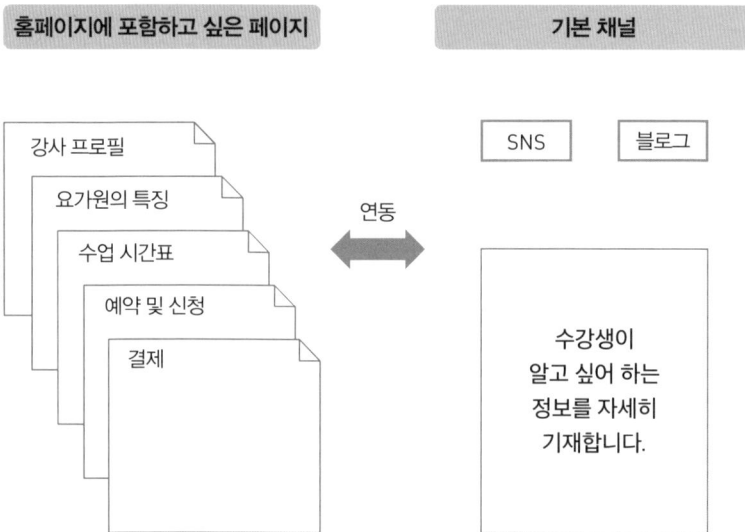

3

요가 비즈니스에서
추천하는 홍보 방법

홍보 및 수강생 모집

 어떤 비즈니스든 홍보를 위해 가장 중요한 것은 무엇보다 개인의 전문성입니다. 전문성이라는 기본적인 조건이 갖춰진 후 수강생에게 어떻게 매력적으로 보일 것인가, 수업 신청 및 상품 판매 경로가 얼마나 이해하기 쉬운가 등이 더해져 비로소 고객에게 상품이 전달됩니다. 개인이든 기업이든, 활동을 한눈에 볼 수 있는 채널은 필수입니다. 그리고 각종 SNS 계정과 시스템을 함께 활용하여 신청이나 결제까지 이어질 수 있도록 해야 합니다. 그렇다면 요가 비즈니스에 적합한 추천 홍보 방법을 살펴보겠습니다.

① 수강생의 소개

다양한 수강생 모집 방법 중 가장 강력한 것은 역시 '현재 다니고 있는 수강생으로부터의 소개'입니다. 사람은 중요한 선택을 할 때 시간과 비용을 낭비하고 싶지 않다고 생각합니다. 그런 점에서 누군가의 보증이 있다면 안심이 되기 마련입니다. 저의 수업에서도 "지인에게 소개받고 왔어요.", "좋은 선생님이라고 들었어요."라고 말하며 체험 수업에 오시는 분들이 많습니다. 그리고 체험 후에는 수강 신청으로 이어져 계속 다니시는 분들이 많습니다. 이처럼 지인의 소개는 처음 만나기 전부터 신뢰를 갖고 있는 상태이기 때문에, 지속적인 수업 참여로 이어지기 쉽습니다.

② 외부 이벤트나 합동 수업

외부 이벤트나 합동 수업은 매우 효과적인 방법입니다. 함께 기획하는 기업이나 강사가 있다면, 서로의 수강생에게 소개할 수 있어 홍보 효과를 크게 높일 수 있습니다. 혼자 진행할 때보다 2배, 3배 이상의 시너지 효과가 생기는 셈입니다. 이러한 기회는 단순한 우연이 아니라, 평소 고품질의 수업과 세심한 응대가 있었기에 주어진 결과입니다.

효과적인 홍보 및 수강생 모집 방법

① 수강생의 소개
- 수업을 듣기 전부터 신뢰가 형성되어 있는 경우가 많다.
- 소개한 수강생과 함께 지속적으로 수업을 받기 쉽다.

② 외부 이벤트나 합동 수업
- 요가 이외의 강사와 협업할 수 있다.
- 2배, 3배 이상의 홍보력이 생길 수 있다.

①은 친구 소개 이벤트와 같이 직접 소개를 요청하는 방식과 자연스럽게 소개가 이루어지는 방식, 두 가지가 있다. 두 방법 모두 평소에 만족도가 높은 수업을 미리 확인해 두는 것이 필요하다.

4

어려운 기술보다
수강생과의 유대감

어려운 기술은 필요하지 않다

    요가를 한 번도 해본 적이 없는 분이나 초보자분들은 "자세가 복잡해서 못할 것 같아요.", "몸이 뻣뻣해서 무리일 것 같아요.", "요가 철학은 어려울 것 같아요."라고 말씀하시며 어렵게 생각하는 경우가 많습니다. 하지만 실제로는 유연성이 없어서 뻣뻣한 분이나 운동을 오랜만에 하는 분일수록 그 효과가 나타나기 쉬운 것이 요가입니다.

    물론 고난도의 요가 자세를 동경하여 시작하시는 분도 있고 그런 동경이 동기부여에 도움이 되기도 합니다. 하지만 대부분은 어깨 결림에 요가가 좋다고 들어서, 무리가 없는 운동부터 시작하고 싶어서, 심신 안정과 자율 신경 조절에 요가가 좋다고 들어서 등의 이유로 시작합니다. 어려운 자세나 철학보다는 일상적인 마음과 몸의 건강에 좋을 것 같다는 생각으로 요가에 입문합니다.

그렇게 생각해 보면 많은 수련자들이 요가를 계속하면서 목표로 삼는 고난도의 자세는 요가 강사라는 직업에 반드시 필요한 조건은 아닐지도 모릅니다. 실제로 저도 과거 교통사고의 영향으로 인해 헤드스탠드, 브리지와 같은 자세는 의사의 소견에 따라 위험도가 높아 지도하지 않았습니다. 수강생들에게 이러한 고난도 자세에 도전하고 싶은지 물어보면, 그 정도까지는 원하지 않는다거나 큰 관심이 없다는 반응을 보이기도 합니다.

요가를 직업으로 삼는 데 있어서 반드시 고급 자세를 완벽히 소화하거나, 요가 철학을 모두 암기해 설명할 수 있어야 하는 것은 아닙니다. 오히려 자신이 잘하는 분야로 브랜딩을 구축하는 것이 수강생의 관계를 깊게 만들고 신뢰를 형성하는 데 도움이 됩니다. 그렇게 형성된 신뢰는 자연스럽게 새로운 수강생의 유입과 기존 수강생의 재등록으로 이어지고, 요가원을 지속적으로 운영할 수 있는 원동력이 됩니다.

고도의 기술보다 중요한 것은 수강생의 니즈 파악하기

어려운 자세   요가 철학   깊은 명상

수강생의 목적과 관심사는?

마음을 안정시키고 싶다.   즐겁게 운동하고 싶다.
살을 빼고 싶다.   어깨 결림을 고치고 싶다.   체력을 키우고 싶다.
스트레스를 해소하고 싶다.   몸을 움직여서 마음을 가다듬고 싶다.

일상에 도움이 되는 요가를 하고 싶다.

고급 기술을 가르칠 수 없다고 해서
요가 강사나 요가원 창업을 포기하지 않아도 된다.
수강생이 진정으로 원하는 것은 일상에 가까운 것들이다.

5
재등록을 높이는 방법

단골 수강생 늘리기

꾸준히 재등록하는 단골 수강생을 늘리기 위한 방법은 3가지가 있습니다.

① 첫인상은 온라인에서 시작된다

첫 수업을 듣기 전에 수강생이 받는 인상이 중요합니다. 수강생은 인터넷상의 정보나 지인의 소개 내용을 보고 기대를 안고 찾아옵니다. 항상 SNS를 점검하고 최신 정보로 업데이트해 두어야 합니다. 또한 체험 수업 수강생에게 온라인 또는 전화로 무료 카운슬링을 제공하여 불안감을 해소할 수 있습니다. 처음 가 보는 장소, 처음 만나는 선생님 앞에서는 누구나 긴장하기 마련입니다. 그 긴장이나 불안을 가능한 한 덜어 줄 수 있도록 배려한다면 요가원의 브랜드 이미지는 긍정적으로 인식될 것입니다.

② 실제로 만났을 때 최선의 응대를

처음 인사부터 마지막 배웅까지 최고의 서비스를 제공해야 합니다. 기본적인 수강생 응대 매너를 소중히 여기며, 수업은 친절하고 이해하기 쉽게 진행하는 것이 좋습니다. 체험 수업 후 계속 수강하기를 희망할 경우, 수강생이 원하는 미래의 모습이 무엇인지 확인하고 그에 도움이 되는 내용을 전달하세요.

③ 후속 응대를 소중히

수업이 끝난 뒤에는 감사의 메시지를 보내는 등 수강생에 대한 사후 관리를 잊지 마세요. 그날 다 질문하지 못한 점이나 미처 듣지 못한 내용이 없는지 확인하는 것도 좋습니다. 수강 등록으로 이어지지 않더라도 언젠가 시기가 맞거나 환경이 갖춰지면 다시 찾아주실 수 있습니다. 수강생의 불안이나 궁금증을 가능한 한 해소하고 활기찬 인상을 남기는 것이 중요합니다. 소중한 시간을 내어 찾아와 주셨다는 사실에 감사의 마음을 전합시다.

계속 다니고 싶은 요가원

① 첫인상은 온라인에서 시작된다

수강생은 요가원을 선택하는 단계에서 인터넷으로 정보를 찾아봅니다. 업데이트가 되지 않은 홈페이지나 블로그는 '오래된 요가원인가?', '지금은 운영하지 않는 걸까?'라는 인상을 줄 수 있습니다. 정기적으로 관리해 두어야 합니다. SNS는 수강생이 처음으로 접하는 '요가원의 얼굴'입니다. 주기적인 점검과 업데이트를 통해 긍정적인 첫인상을 만들어 보세요.

② 실제로 만났을 때 최선의 응대를

진심을 다해 수업하는 것은 기본입니다. 그러나 수업 외의 시간도 중요합니다. 처음 인사할 때의 표정, 수업 중 시선과 말투, 마지막 배웅까지, 수강생의 입장에서 생각하고 세심한 태도를 갖추는 것이 중요합니다.

③ 후속 응대를 소중히

수업 당일에는 시간 제약 때문에 수강생이 궁금한 점을 미처 다 묻지 못했을 수 있습니다. 먼저 간단한 메시지를 보내 보세요. 후속 응대는 수강생의 만족도와 재등록을 높이는 핵심 요소입니다.

6

선택받는 요가 강사

수강생에게 선택받는 강사의 공통된 특징

요가에 한정되지 않고 강사로서 선택받고 인기를 얻는 사람은 어떤 사람일까요? 수강생 입장에서는 수업이 이해하기 쉬운 사람, 빛나는 매력을 가진 사람, 운동 효과를 최대로 이끌어낼 수 있는 사람 등 다양한 기준이 있을 수 있습니다. 20년 이상 수많은 강사를 지켜보며 공통으로 느낀 점을 정리해 보면 다음과 같습니다.

① 자신만의 강점과 빛나는 개성이 있는 사람
② 지도 현장에 집중하며 매 순간 최선을 다하는 사람
③ 전문적인 지도 능력 외에 인간적인 매력을 지닌 사람

처음에는 이 모든 요소를 수업에 담아내는 것이 어려울 수도 있습니다. 하지만 초보 강사만의 신선함이나 진심 어린 태도가 수강생의 마음을 사로잡는 경우도 많습니다. 전문성은 경험과 배움을 통해 서서히 쌓여갑니다. 그렇게 다져진 기반 위에서 정확한 지도를 할 수 있는 사람이야말로 신뢰받는 지도자로 성장할 수 있습니다.

지금 눈앞에 있는 수강생에게 집중하여 정성을 다해 수업을 제공하는 것, 그것이야말로 수강생에게 선택받는 요가 강사가 되는 방법입니다. 자신의 전문 분야에서 매일 배우고 노력하며, 수강생을 올바른 방향으로 이끌며 함께 성장하는 태도는 요가뿐만 아니라 삶의 태도와 가치관을 전하는 시간이 됩니다.

쾌적한 공간과 안정적인 수업 환경을 갖추고, 시간과 비용에 대한 약속을 지키며, 몸과 마음에 좋은 습관을 함께 나누는 일, 이러한 자세에서 지도자의 인품과 진정성이 자연스럽게 드러납니다. 궁극적으로 안전하고, 효과적이며, 즐거운 수업이라는 목표를 실현하여 수강생에게 선택받는 강사가 될 수 있습니다.

신뢰받는 요가 강사의 공통 요소

① 자신만의 강점과 매력을 지닌 사람
- 전문 분야에 대한 지식과 지도력을 갖췄다.
- 요가를 통해 자신만의 강점과 매력을 발견한다.
- 꾸준히 수련하고 성장한다.

② 지도 현장에 집중하는 사람
- 지금 눈앞에 있는 수강생에게 온전히 집중하며 임한다.
- 수강생의 기대와 목표에 성실히 응답한다.

③ 인간적인 매력이 높은 사람
- 아낌없이 나눈다.
- 스스로 끊임없이 배움을 이어간다.
- 생활 속에서 건강한 습관을 실천한다.

요가
지도자 과정

요가 강사를 지도하는 일에 도전하기

  요가원을 안정적으로 운영하고 있다면, 그다음 단계로 도약해 보세요. 요가 강사를 양성하는 지도자로 성장하는 길은 사회적 기여는 물론, 수입 구조의 다변화와 전문성 확장으로 이어집니다. 그 첫걸음은 자신이 배운 것을 요가 강사가 되고 싶은 사람이나 함께하는 동료에게 전하는 시스템을 만드는 것입니다. 이를 위해서는 자신만의 교육 철학과 커리큘럼을 정리해 둘 필요가 있습니다.

  요가 지도자 과정은 비교적 고가의 비용으로 진행됩니다. 그렇기 때문에 요가 강사를 지도할 수 있는 수준으로 성장했다면 도전해 보세요. 수익 측면에서도 의미있는 성과를 거둘 수 있습니다.

요가 자격증은 법적으로 국가 공인 자격증이 아닌 국내외 개인, 협회, 교육 기관에서 발급한 민간 자격증입니다. 만약 요가 지도자 과정을 준비 중이라면 문화체육관광부에 등록하여 자격증을 만들어 운영할 수 있습니다. 개인 명의로도 자격증이나 수료증을 발급할 수는 있지만, 추천하는 방법은 법인화하여 회사 명의로 발급하거나 협회를 설립하여 협회 명의로 자격을 발급하는 것입니다. 개인과 조직에서 가르치는 내용이 크게 다르지 않다고 해도, 조직에서 발급되는 수료증이나 인증서는 권위가 높아지며, 자격 자체의 가치도 높아집니다.

자격이나 인증 시스템을 운영하려면 단순한 지도력뿐만 아니라 자격 과정 자체의 기획력과 브랜딩, 커리큘럼의 체계화, 온·오프라인 홍보 전략, 수료생 추후 관리 시스템 등이 요구됩니다. 지도자로서의 경험과 시야, 현장에서 실질적으로 도움이 되는 지식과 기술을 아낌없이 나누어 강사를 위한 강사로 성장해 보세요. 지도자적 위치는, 단순히 요가 강사라는 타이틀을 넘어 한층 더 깊이 있는 배움과 리더십으로 이어지는 길이 될 것입니다.

요가 강사를 양성하는 시스템 만들기

- 요가 지도자 과정
- 교육 철학과 방향성
- 교재 및 자료 제작
- 운영 시스템

- 요가원 경영 컨설팅
- 체계적인 커리큘럼 구성
- 수료 및 자격증 발급 시스템
- 수강생 관리 및 커뮤니티

해부학, 재활, 명상 등 자신의 강점 분야를 살려 보자.

> 요가 강사로서 자신의 다음 단계를 생각할 때,
> 동업자에게 경험을 전하는 것은 보람 있는 일이다.
> 요가 업계의 발전에도 기여할 수 있는 훌륭한 일이다.

8

나다움을
소중히 여기기

'나다움'이란 무엇일까?

 시대가 변화하면서 인종, 성별, 나이 등의 틀을 넘어 개성을 소중히 여기는 가치관이 점점 더 중요해지고 있습니다. 나답게 살아가는 삶이나 직업을 추구하게 된 지금, 이미 나다움에 확신이 있는 분도 있고 반대로 '나답다는 건 뭘까?' 하고 고민하는 분도 있을 것입니다. 누구에게나 평생에 걸쳐 흥미를 느끼고, 탐구하고, 추구해 나가는 대상이 바로 '자기 자신'입니다. 그렇다면 세상에 단 하나뿐인 존재로서의 '나다움'은 과연 어떤 것일까요?

 과거에는 남성은 일, 돈, 지성에 집중하고 여성은 가족, 인간관계, 건강과 아름다움을 중시하는 경향이 있다고 여겨졌습니다. 하지만 최근에는 성별, 인종, 나이 등과 상관없이 나답게, 인생을 빛내고 싶어하는 사람들이 늘어나고 있습니다.

요가원이나 요가 커뮤니티를 만들고, 사랑하는 수련자들과 함께 성장하며, 누군가에게 도움이 되는 삶을 꿈꾼다면 가장 중요한 것은 '나다움'을 소중히 여기는 것입니다. 자신이 좋아하는 것, 즐거운 것, 행복하고 기쁜 것을 추구하는 마음이 곧 나를 나답게 빛나게 하는 원천이 됩니다. 나다움을 지키고 그 속에서 최선을 다해 자신을 수련하는 것, 그것이 바로 요가 강사로서 걸어가야 할 진정한 길입니다.

나다움을 찾아서

> 내가 좋아하는 것, 즐거운 것, 행복하고 기쁜 것을 추구하는 것이 나다움을 만든다.

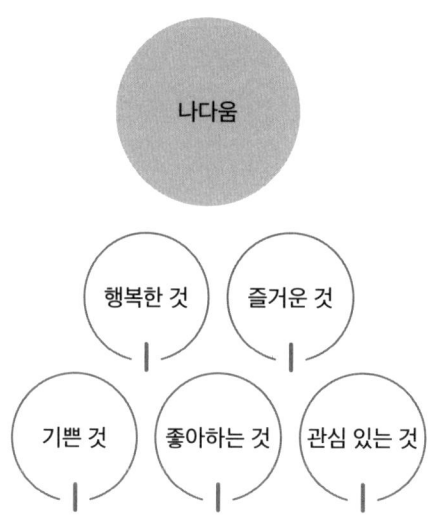

> 나다움이란 무엇일까?
> 그 답을 찾아가는 여정 속에서도 요가는 도움이 될 것이다.

진정한 의미의
브랜딩

마케팅과 브랜딩

마케팅이란 무엇일까요? 상품 판매를 위한 구조를 만드는 것입니다. 누구에게, 무엇을, 어떻게 전달할지, 그리고 그 결과 어떤 변화를 만들고 싶은지를 명확히 하는 과정입니다. 이렇게 상품이 고객에게 전달되고 구매로 이어지면서, 고객과 판매자 모두의 목적을 이루는 것입니다. 마케팅 과정에서 브랜딩은 핵심 요소입니다. 상품의 강점을 분명히 하고, 시장에서의 위치를 설정하며, 꾸준히 성장시켜 나가는 것이 브랜딩입니다.

요가 분야도 예외는 아닙니다. 개인 요가 강사든 요가원이든, 매출을 높이고 더 많은 수강생과 만나기 위해서는 시대의 흐름에 맞는 브랜딩, 혹은 기존 이미지를 새롭게 정립하는 리브랜딩이 반드시 필요합니다.

앞으로의 브랜딩을 생각해 보기

요가원 원장이나 요가 강사에게 브랜딩이란 자신만의 브랜드를 만들고 변화에 적응하며 성장해 가는 것입니다. 기존 브랜드의 핵심은 지키되, 변화를 두려워하지 않고 경영 대응을 해낸 개인이나 기업이 실적과 가능성을 키워 나가고 있습니다.

요가 분야에서도 온라인 수업과 프로그램 판매가 큰 흐름으로 자리 잡고 있습니다. 요가 지도자 과정을 운영할 수도 있고, 프리미엄 개인 수업, 심화 프로그램, 기업 요가 워크숍, 요가 관련 도서 출판, 요가 공간 대여 서비스, 요가 관련 상품 제작(요가복, 매트, 소도구) 등 다양하게 자신만의 브랜딩을 진행할 수 있습니다.

시대의 변화에 맞게 조율하고 성장시키며 강점과 포지셔닝을 명확히 하는 것이야말로, 요가원을 오래도록 운영하기 위한 브랜딩의 핵심입니다.

지금 요구되는 요가원의 브랜딩

브랜딩

강점과 포지셔닝을 명확히 하고 성장시켜 가는 것

시대에 맞춘 브랜딩 혹은 리브랜딩 필요

> **예시**
> - 정서적 연결과 커뮤니티 중심의 요가원
>   (소그룹 수업, 심화 워크숍, 오프라인 모임, 온라인 커뮤니티 운영 등)
> - 단순한 운동 공간이 아닌 라이프스타일 브랜드로서의 요가원
>   (친환경, 비건, 제로웨이스트 등)
> - 온·오프라인이 자연스럽게 융합된 요가원
>   (온라인 수업, 영상과 오디오 콘텐츠 등)
> - 특화 수업이 진행되는 요가원
>   (임산부 산전 및 산후 요가, 교정 요가, 재활 요가 등)

10
다른 분야에서 배운 호스피탈리티

요가 강사로서 그리고 고객을 응대하는 직업인으로서 서비스에 대한 배움은 끝이 없습니다. 특히 추천하는 방법은 요가 분야를 한정하지 않고 다른 분야에서 아이디어를 얻고 배우는 것입니다.

요가 강사의 역할은 요가라는 전문 분야의 자격을 갖춘 사람이 다른 사람에게 경험과 지식을 전달하는 것입니다. 그런데 자칫하면 서비스 요소는 뒷전이 되기 쉽습니다. 요가는 사람과 사람이 만나는 일이기 때문에, 호스피탈리티는 기술적인 전문성이나 지도력만큼이나 빠질 수 없는 중요한 영역입니다.

더 나은 요가원을 위한 힌트

 2021년, 저는 한 호텔에서 결혼식을 진행했습니다. 모든 과정은 이 호텔에서만 가능한 독점 패키지였고, 베이스타즈 팬인 저희 부부는 감독의 친필 사인까지 받을 수 있어 정말 특별한 경험이었습니다.

 결혼식 예약부터 식이 종료된 이후의 후속 대응까지 전체적인 서비스를 경험하며, 많은 것을 배울 수 있었습니다. 호텔이라는 공간이 어떻게 브랜딩되고 있는지 몸소 느낄 수 있었습니다. 호텔 내의 어메니티와 설비의 완성도, 제휴 업체와의 연결, 드레스 선택을 돕는 전문가들의 조언은 인상적이었습니다.

 무엇보다 각 분야의 전문가들과 협력해 '단 한 번뿐인 특별한 순간'을 세심하게 만들어 가는 모습은, 업종은 다르지만 요가 서비스에도 많은 영감을 주었습니다. 더 나은 수업, 더 나은 공간, 더 나은 경험을 위해 어떤 요소를 갖춰야 할지 자연스럽게 떠올릴 수 있었던 시간이었습니다.

다른 분야의 서비스 참고하기

요가원에서 경험할 수 있는 최고의 서비스

팀 리더의 전달력
리더에게 전달한 내용이 팀 전체에 빠짐없이 공유된다.

환경 및 설비
필요한 것은 물론, 있으면 좋은 것들까지 갖춰져 있다.

현실적인 방향 제시
고객의 희망 사항을 존중하면서도 실제로 실현 가능한 부분은 무엇인지 솔직하게 안내해 주었다.

일정 조율
일정 조율이 어려운 상황이있지만 희망한 대로 원활하게 진행되도록 최대한 조율해 주었다.

다른 부서와의 연계
고객의 희망 사항을 정성껏 듣고, 실현 가능 여부를 자신이 담당하지 않는 부서에도 직접 문의하여 힘써 주었다.

> 감동을 받았거나 인상 깊었던 서비스의 경험을 잊지 않고 요가원 운영에도 반영해 보자.

10장

요가 강사,
성장하려면
어떻게 해야 할까?

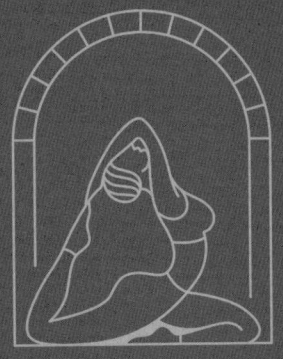

1

수강생의 인생을
함께하는 요가 강사

단발성 수강과 정기적 수강

요가 수업은 크게 나누어 두 가지 수강 형태가 있습니다.

◆ **단발성·단기간**

단발성으로 한두 번 진행되는 요가 수업은 체험 수업, 학습 목적의 요가 워크숍 참가 등의 형태로 나타나며, 수강생과의 접점 시간과 횟수가 비교적 적습니다.

◆ **정기·장기간**

반면에 정기적으로 등록해 주에 몇 회씩 몇 달 동안 수강하는 방식은 수강생이 해당 기간 동안 요가원에 방문하는 횟수가 많아지고, 함께 공유하는 시간도 자연스럽게 늘어납니다.

소중한 수강생의 시간

1년은 365일, 하루는 24시간. 수면과 식사 시간을 제외하면 자유롭게 쓸 수 있는 시간은 하루 약 13~16시간 정도입니다. 그 시간을 어떻게 보내는가에 따라 삶과 일, 심신의 상태가 달라집니다. 요가를 어떻게 받아들이고, 어떻게 실천하며, 어떻게 계속해 나갈지는 각자 다릅니다. 다만 어떤 수강생이든 자신의 시간을 요가 수업에 할애하고 있다는 것은 변하지 않는 사실입니다. 단발성이나 단기간 수강도 깊이 있는 배움의 시간이 될 수 있지만, 정기적으로 꾸준히 수업을 받는 수강생이 있다는 것은 그분의 소중한 시간의 일부를 자신에게 맡겨 주고 있다는 뜻입니다.

하루 한 시간, 인생을 바꾸는 요가 수업

1년은 365일, 하루는 24시간.
자유롭게 쓸 수 있는 시간은 하루 약 13~16시간.
그 시간을 어떻게 보내느냐에 따라 인생이 달라진다.

하루 한 시간의 요가 수업.
요가 강사는 수강생의 소중한 인생에 관여하는 직업이다.
"요가 수업에 시간을 쏟길 정말 잘했다.", "삶의 질이 높아졌다."
그렇게 느낄 수 있는 수업을 준비해 보자.

> 수강생이 만족할 수 있는
> 수업 내용과 서비스를
> 고민해야 합니다.

수익이 오르는 강사의
여섯 가지 필수 요소 part 1

요가 강사로서 수익을 높이고 싶다면 앞으로 소개할 6가지 요소가 반드시 필요합니다. 유지해야 할 요소는 무엇인지, 보완해야 할 요소는 무엇인지 확인해 보세요.

① **신뢰와 공감을 얻는 것**

신뢰는 모든 비즈니스에 공통적으로 중요한 요소입니다. 요가원과 요가 강사에 대한 신뢰가 없으면 실제로 수업을 받고 싶다는 생각조차 들지 않을 것입니다. 여러분이 처음 요가를 했던 때를 떠올려 보세요. 분명 어떤 형태로든 신뢰의 요소가 있었을 것입니다. 예를 들어 친구가 요가 강사가 되어 체험 수업을 요청했거나 수강생들이 많은 대형 요가 스튜디오의 수업이었거나 등의 경우입니다. 그렇다면,

이러한 신뢰는 어디에서 생겨나는 것일까요? 그것은 수강생이 요가원의 운영 방식과 요가 강사가 보여주는 삶에 대한 태도와 방향성을 느낄 때 생겨납니다. 또한 SNS에 노출된 요가원의 이미지도 신뢰와 공감의 기반이 될 수 있습니다.

② 안전과 안심을 제공하는 것

사람은 위험을 느끼거나 오감 중 하나라도 불쾌함을 느끼는 환경에서는 마음 편히 이완되기 어렵습니다. 요가 수업의 퀄리티를 높이고자 할 때 안전과 안심은 필수 요소입니다. 수업 공간의 안전성과 쾌적함은 수업에 대한 만족도와 직결됩니다. 안전하고 안심할 수 있는 환경인지 청결 상태, 냄새나 소음, 시야를 방해하는 잡동사니 물건의 유무, 온도와 조도 등을 세심하게 점검해 보세요. 스튜디오가 지나치게 어둡거나 좁고, 너무 덥거나 춥고, 바닥에 먼지가 쌓여 있거나 머리카락이 떨어져 있고, 요가 매트나 도구에서 땀 냄새가 나는 환경이라면, 아무리 수업 내용이 좋아도 수강생에게는 부정적인 인상이 남습니다. 눈에 보이지 않는 것까지 고려한 환경이 요가 수업의 완성도를 높입니다.

요가 강사의 필수 요소 ①, ②

① 신뢰와 공감

- 신뢰란 믿고 의지하는 것, 즉 의지가 된다고 믿는 마음을 말한다. 요가 강사의 태도 자체가 신뢰를 만든다.
- 쌓아 온 신뢰 이상으로 수익이 올라가지는 않는다.
- 약속과 시간을 철저히 지키는 것이 기본이다. 수업은 수강생과의 약속이므로, 평소에 컨디션을 관리하고 가능한 한 휴강과 폐강을 하지 않도록 노력한다.

② 안전과 안심

- 요가는 신체적인 측면뿐만 아니라 정신적인 측면을 동시에 지닌다. 불안을 느끼는 환경에서 요가를 하고 싶지 않은 것은 당연한 일이다.
- 수강생의 시선에서 청결, 냄새, 소음, 시선, 동선 등을 정기적으로 확인한다.
- 시대적 상황과 환경 변화에 적절한 방안을 제공한다. 예를 들어 질병이 유행하는 시기에는 감염병 예방 환경을 필수로 마련해 두고, 미세먼지가 많은 시기에는 공기 청정기를 가동해 요가원 내의 공기 질을 관리할 수도 있다.

3

수익이 오르는 강사의
여섯 가지 필수 요소 part 2

③ **즐거운 시간을 제공하는 것**

즐거움을 느끼는 순간은 사람마다 다릅니다. 요가원은 수강생의 목적에 맞춘 즐거움을 제공해야 합니다. 예를 들어, "오늘도 중요한 정보를 배울 수 있어서 즐거웠어요."와 같이 건강 정보나 지식을 배우는 과정이 즐거움이 될 수 있습니다. 혹은 "요가 자세가 더 나아졌어요.", "'피로가 줄어들었어요."와 같이 요가의 효과를 실감하는 것도 중요한 즐거움의 요소가 됩니다. "선생님과 요가 친구들과 함께 이야기할 수 있어서 즐거웠어요."와 같이 커뮤니티에서의 교류도 즐거움을 느끼게 하는 요소입니다.

즐거운 시간을 제공하기 위해 수업 마지막에 뇌 활성을 돕는 체조를 도입해 웃으면서 마무리를 하거나, 요가 수강생들과 함께 모임을 열어 이야기 나눌 자리를 마련할 수 있습니다. 결국 중요한 것은 수강생의 만족도를 높이는 것입니다. 만족도가 높아지면 수업의 가치가 높아지고 수강료의 상승으로도 이어집니다.

④ 요가 강사로서 개성을 살린 프로그램을 제공하는 것

지금까지 자신이 배워 온 것, 잘하는 것, 좋아하는 것을 요가 프로그램에 반영해 보세요. 요가 비즈니스 브랜딩을 할 때는 자신의 과거를 돌아본 뒤 어려움을 극복한 경험도 정리해 보세요. 왜냐하면 사람은 스토리에 공감하고, 스토리는 기억에 남기 때문입니다. 그 스토리를 접한 수강생의 마음은 공감에서 흥미로 바뀝니다.

이렇게 자신의 배경을 바탕으로 나만의 오리지널 요가 프로그램을 만들어 보세요. 예를 들어 제 요가 지도 콘셉트는 '요가로 건강하게 수명을 연장하는 것'입니다. 젊은 나이에 병으로 세상을 떠난 아버지를 향한 마음이나, 스스로 교통사고 부상을 이겨낸 경험을 살려 특별한 요가 프로그램을 제공하고 있습니다. 중요한 것은 그 콘셉트에 이르게 된 배경을 살려서 지속적으로 전달하고 지도하는 것입니다.

요가 강사의 필수 요소 ③, ④

③ 즐거운 시간

- 수강생의 웃음은 즐거운 시간을 제공했는지를 판단할 수 있는 하나의 포인트다.
- 계절에 맞춘 공간 장식이나 이벤트도 즐거움을 연출하는 좋은 요소가 된다.
- 직접 수강생에게 '어떤 점이 즐거웠는지', '무엇이 즐거움을 느끼게 했는지' 물어본다.

④ 개성을 살린 나만의 프로그램

- 수강생에게 지금까지 자신의 스토리를 전해 보자. 공감할 만한 부분이 있다면 자신의 수업을 더 좋아하게 될 것이다.
- 지금까지의 경험을 살리거나, 자신이 잘하고 좋아하는 것을 바탕으로 수업을 구성한다. 자신의 요가원에서만 받을 수 있는 특별한 수업으로 수강생의 만족도를 높인다.
- 비즈니스 관점에서는 누구에게, 무엇을, 어떻게 제공할 것인가가 중요하다. 수강생이 "바로 이런 수업을 찾고 있었어요!"라고 느낄 수 있는 내용을 목표로 하여 수업을 구성한다.

4

수익이 오르는 강사의
여섯 가지 필수 요소 part 3

⑤ 수강생이 효과를 느낄 수 있도록 실력을 갖추는 것

수강생의 고민을 이해하고 그들이 원하는 바를 이룰 수 있도록 돕기 위해서는 요가 강사로서의 실력과 더불어 신체적·정신적 어려움에 폭넓게 작용할 수 있는 지도력이 필요합니다. 이러한 역량을 쌓으려면 시간과 에너지를 투자해야 합니다. 짧은 시간에 쉽게 얻을 수 있는 것은 아닙니다. 바로 그 '배움의 과정'이 있기에 수강생은 요가 강사에게서 가치를 느낄 수 있는 것입니다.

만약 내면 깊은 곳에 작용하는 요가를 전하고 싶다면 요가 철학이나 명상에 대한 학습을 깊이 있게 이어가고, 그 배움을 전달해야 합니다. 기대하는 효과를 주기에는 실력이 부족하다고 느낀다면 자신의 인생 이야기, 요가를 시작하게 된 계기, 요가를 좋아하게 된 이유 등을 전체적으로 정리하고, "내가 추구하고 전달하고 싶은 요가는 무엇일까?"라는 질문에 대한 답을 찾아야 합니다.

⑥ 자신의 요가원에 적절한 수강생 모집 방법을 찾는 것

"수강생 모집은 자신이 없어요."

"무엇부터 해야 할지 모르겠어요."

이렇게 느끼는 분들도 계실 것입니다. 하지만 수강생 모집에는 다양한 방법이 있습니다. 오프라인 방식으로는 친구나 지인의 소개, 전단지 배포, 이벤트나 세미나에서의 직접적인 안내 등이 있습니다. 온라인에서는 다양한 SNS를 활용할 수 있습니다. 어떤 방법을 활용하고, 그것이 얼마나 수강생 모집으로 이어지는지는 직접 실행해 보기 전에는 알 수 없습니다. 실제로 "SNS는 잘 못해서 아예 사용하지 않는다. 하지만 재등록하는 수강생과 소개만으로 항상 정원이 꽉 찬다."라고 말하는 강사도 있습니다. SNS는 우선 요가원을 알리고 만남의 기회를 넓히는 수단입니다. 즐겁게 꾸준히 운영하면서 반응을 확인할 수 있는 매체로 활용해 나가면 좋습니다.

요가 강사의 필수 요소 ⑤, ⑥

⑤ 수강생이 효과를 느낄 수 있는 실력

- 수업 환경과 수강생에 맞춰 지도한다. 오프라인 VS 온라인, 개인 VS 그룹 등 각각에 맞는 지도 요령이 있다.
- 높은 지도력은 하루아침에 갖출 수 없다. 시간과 에너지가 들기 때문에 그만큼 가치가 있다.
- "내가 추구하고 전달하고 싶은 요가는 무엇인가?" 이 질문에 대한 답을 정기적으로 되새기며, 초심을 잊지 않고 배움을 이어간다.

⑥ 적절한 수강생 모집 방법

- SNS에서 화려하게 보이도록 꾸미더라도, 실제 강사나 수업 내용이 그렇지 않다면 수강생은 오히려 실망할 수 있다. 자신의 스타일, 전하고 싶은 내용, 수업 방식에 어울리는 말과 이미지로 정성껏 진심을 담아 전달해야 한다.
- 무엇보다 중요한 것은 꾸준히 계속할 수 있는 수강생 모집 방법을 찾고, 조금씩 성실하게 노력을 쌓아가는 일이다.
- 자신의 활동이나 생각을 꾸준히 전달하는 것은 현재 수강생과의 관계 유지, 재등록 유도는 물론 미래 수강생에게 인지도를 높이는 데도 도움이 된다.

5

고령화 사회에 필요한 요가 강사

고령화 사회란 총인구 중 65세 이상 고령 인구의 비율이 점차 높아지는 사회를 말합니다. 고령화가 빠르게 진행됨에 따라, 심신의 건강을 관리할 수 있는 요가 강사의 수요는 계속해서 늘어날 것입니다. 앞으로는 시대의 변화에 맞춰, 사회가 필요로 하는 요가 강사로 성장해 나가는 것을 목표로 삼아야 합니다.

◆ **앞으로의 시대에 맞는 요가 강사**
- 다정하고, 밝고, 긍정적인 에너지를 전달할 수 있는 사람
- 수강생 중심의 서비스 마인드를 갖춘 사람
- 여성과 남성의 갱년기, 호르몬 변화 등 신체 및 심리적 특성을 이해하는 사람

- 생활습관질환 예방에 대한 기본적인 지식을 갖춘 사람
- 의료 기관, 요양 시설과 연계 수업이 가능한 커뮤니케이션 능력을 갖춘 사람
- 온라인 수업 운영이 가능한 사람

연령대에 따라 변화하는 요가 수요

젊을 때는 외모의 아름다움을 추구하며 요가를 시작하거나, 취미로서 요가를 지속하는 경우가 많습니다. 하지만 30대 중반을 넘어가는 무렵부터 요가에 대한 관심이 점차 '건강' 중심으로 변화합니다. 예를 들어 '허리 통증과 어깨 결림을 해소하고 싶다', '생활습관질환을 예방하고 싶다', '건강하게 오래 살고 싶다' 등으로 수요가 바뀌어 갑니다. 다양한 삶의 방식이 존재하는 만큼 연령에 따른 수강생 개개인의 환경에 관심을 갖고 심신의 건강을 지원할 수 있는 요가 강사가 필요한 시점입니다.

앞으로의 시대에 어울리는 요가 강사

- 다정하고, 밝고, 긍정적인 사람
- 서비스 마인드를 갖춘 사람
- 시간의 흐름에 따른 심신의 변화를 이해하는 사람
- 생활습관질환에 대한 지식을 갖춘 사람
- 의료 기관이나 요양 시설과 연계가 가능한 사람
- 온라인 수업 운영이 가능한 사람

> 시대의 변화에 따라 달라지는 수강생 수요를 파악하고, 새로운 프로그램 개발이나 지역 연계 활동을 고민해 보자.

> 고령화 사회에 대응해야 한다는 사실은 자명한 일입니다. 지금부터 차근차근 준비해 볼까요?

6

일과 삶의 균형
유지하기

    요가원을 창업하고 운영하다 보면 일과 삶의 균형이 무너지기가 쉽습니다. 특히 창업 초반에는 모든 일을 직접 챙기려다 지치기 쉽습니다. 이를 방지하려면 업무와 휴식의 경계를 분명히 하는 것이 필요합니다. 행정 업무는 외부 전문가를 활용하고, 수업 스케줄도 무리하지 않도록 조정해야 합니다. 일과 삶의 균형이 유지될 때, 요가 강사의 에너지가 안정적으로 확보되고 이는 곧 수강생에게 더 나은 수업 경험으로 이어집니다.

균형을 이루는 요가원 운영 전략

- 요가원 운영 시간 정하기
- 요가원 휴무일 정하기
- 가족과의 일정 우선적으로 확보하기
- 온라인 수업 병행하기
- 수익 자동화 구조 구축하기
- 개인 핸드폰과 업무용 핸드폰 분리하기
- 강사 채용하기

특히 중요한 아래 세 가지는
요가와 요가원 운영을 통해 실현해 온 것들이다.

- 스스로를 이해하기
- 좋아하는 일에 몰입하기
- 안정적인 일의 흐름 만들기

⬇

일과 삶의 균형 유지하기

다른 서비스업 분야 참고하기

수강료 설정의 기준

요가 강사로서 수업을 진행하거나 요가원을 창업해 운영하는 것은 '서비스업' 중 하나입니다. 세상에는 다양한 형태의 서비스업이 존재합니다. 요가 강사라는 틀을 넘어 다른 분야로부터 배우는 것은 일의 폭을 넓히고 도약하는 계기가 되기도 합니다. 서비스 측면이나 가격 설정 등 다양한 업계에서 배울 수 있는 점들이 많습니다.

요가라는 이유로 반드시 동종 업계의 가격을 참고할 필요는 없습니다. 오히려 중요한 것은, 자신이 대상으로 삼는 고객층이 비슷한 목적을 가진 서비스에 지불하고 있는 금액입니다. 또 자신이 원하는 수익이나 연 수입을 기준으로 생각하는 것도 중요합니다.

저는 수업 가격을 높임으로써 적은 노동으로 이상적인 수입을 얻을 수 있게 되었고, 찾아오는 수강생도 바뀌었습니다. 그 결과 인성이 좋은 분, 배려와 품위를 갖춘 분, 심신이 섬세한 분, 자립적이고 긍정적인 사고방식을 가진 분 등 진심으로 응원하고 싶은 수강생들이 점점 많아졌습니다. 요가 외의 다른 분야에서도 배움을 얻으며 자신만의 프로그램과 서비스를 만들어 보세요. 그리고 자신이 제공할 수 있는 최고의 시간과 진심 어린 도움을 아낌없이 전해 주세요.

수강료 설정 시 참고 기준

요가원이 위치한 지역 시세, 상권 수준	• 지역에 따른 임대료 확인하기 • 지역의 고객 지불력 확인하기
주변 요가원이나 피트니스 센터의 수강료 평균 가격대	• 주변 동종 업계의 수강료 평균 가격대와 너무 높거나 너무 낮지 않도록 설정하기
수업 형태	• 개인 수업, 소그룹 수업, 대그룹 수업 • 온라인 수업, 오프라인 수업
요가 강사의 경력과 전문성	• 요가 경력, 보유 자격증, 특화 분야 등
요가원의 시설 수준과 편의성	• 스튜디오 크기, 인테리어, 샤워실 등의 유무
수강권 운영 방식	• 수강권에 따라 할인율 적용 가능 • 첫 수강 할인, 지인 추천 할인, 장기 등록 유도 혜택 등 운영 전략 고려
수업 시간 및 구성	• 1회 수업 시간 • 수업에서 요가 외의 부가 구성 요소
수익 목표와 운영 비용	• 원하는 수익 목표와 수강생 수 • 임대료, 공과금, 인건비, 세금, 홍보비 등 운영 비용 고려

시간과 비용을
현명하게 투자하기

지속 가능한 성장 전략

저는 요가 지도자 과정을 운영하고 있습니다. 이 과정을 준비하며, 지금까지 제가 요가, 운동 지도, 그리고 경영에 대해 얼마나 많은 시간과 비용을 투자해 왔는지 돌아보게 되었습니다. 그동안 취득한 자격증, 수강한 강의와 세미나, 각종 컨설팅을 통해 쌓은 배움은 지금의 저를 만들어 준 소중한 자산이 되었습니다. 하지만 앞으로 요가 지도자로 성장해 자신의 요가원을 운영하고, 수강생에게 가치를 전달하고자 하는 분들께 꼭 전하고 싶은 부분이 있습니다.

반드시 그렇게 많은 시간과 비용을 들이지 않더라도 요가를 직업으로 삼는 길은 충분히 열려 있다는 점입니다. 중요한 것은 자신을 잘 이해하고, 전문성을 꾸준히 키우며, 수강생의 니즈에 맞춘 프로그램을 정성껏 제공하는 것입니다.

　요가와 웰니스 산업은 매우 넓고 깊으며, 무한한 가능성을 품고 있습니다. 그러나 전문 지식을 얻기 위해 투자해야 하는 비용은 높은 편이며 시간도 많이 필요하기에, 경제적으로 지속 가능하지 않은 상황에 빠지는 분들도 많습니다. 그렇다면 이러한 상황을 어떻게 예방하고 극복할 수 있을까요? 아래와 같은 사항을 고려해 보세요.

- 1년 또는 반년, 한 달 단위로 학습 기간과 예산을 미리 정하기
- 자기계발 전용 자금을 따로 준비해 두고 필요할 때 그 안에서 지출하기
- 배운 내용을 바로 실전에 활용해 충분한 비용 회수와 수익 향상으로 연결하기
- 요가 강사로서 자신만의 스타일과 전문 분야를 확립하고, 너무 많은 분야에 손대기보다는 방향성을 갖고 집중적으로 성장하기

요가 강사로 성장하기 위한 배움의 전략

과잉 투자 주의
- 전문 지식을 배우려는 열정은 좋지만, 수강료가 고액인 경우가 많다.
- 자신감이 부족해서 계속해서 여기저기 다양한 강좌에 등록하게 된다.
- 요가 외의 분야도 배워두면 안심이라는 생각에 너무 많은 곳에 손을 댄다.
- 자신이 잘하는 일이나 관심 있는 분야에 집중하지 않고 무작정 수강한다.

 의미 있는 배움과 성장은?

- 배움이나 자기계발에 사용할 자금의 한계를 미리 정해 두기
- 배움에 투자한 비용을 회수할 수 있도록 계획 세우기
- 배움의 방향성을 명확히 하여 시간과 돈을 낭비하지 않기

> 요가를 직업으로 삼는다는 생각을 바탕으로
> '내가 좋아하고 잘할 수 있는 일'과
> '사람들이 필요로 하는 일'에 투자해 보세요.

9

요가 비즈니스의
다음 단계

요가원 비즈니스 확장 전략

요가는 이제 일상적인 운동이자 취미로 자리 잡았습니다. 요가 강사의 수도 점차 증가하고 있습니다. 불과 몇 년 전까지만 해도 요가원이나 피트니스 센터에 소속되어 급여를 받는 방식이 일반적이었습니다. 하지만 최근 몇 년 사이에 요가 강사를 위한 비즈니스 컨설팅이 활성화되면서, 자신만의 상품을 기획하고 판매하는 강사들이 늘고 있습니다.

이제는 회사나 조직, 협회에 소속되어 있더라도 스스로 요가 커뮤니티를 만들고 자신의 요가원을 운영할 수 있는 시대가 되었습니다. 물론 온라인 강의나 영상도 효과적이지만, 요가의 진정한 매력은 역시 '대면 수업'에서 더욱 잘 드러납니다. 일상의 공간을 벗어나 오롯이 요가에 집중할 수 있는 전용 공간에서, 강사와 직접 마주하며 에너지를 주고받는 시간은 요가 수업의 핵심입니다.

요가원을 창업해 운영한다는 것은 단순히 수업을 운영하는 것을 넘어 요가 지도자 과정, 워크숍 개최, 제품 판매, 홍보 등 다양한 활동의 거점이 된다는 뜻입니다. 외부 기관의 협업 요청도 들어올 수 있어 활동 범위는 더욱 넓어집니다. 자신만의 공간, 요가원을 가진다는 것만으로도 가능성은 확장됩니다. 요가 강사라는 직업을 오래 지속하고 싶다면, 자신만의 철학이 담긴 요가 비즈니스를 설계해 보세요.

요가원이라는 공간을 보유하는 것의 힘

요가 지도자 과정

워크숍 등 이벤트 개최

상품 판매 및 홍보

직접 대면하는 수업은 온라인으로는 전달하기 어려운 온기와 에너지를 전달할 수 있어 수강생에게 더 깊은 감동과 신뢰를 준다. 요가 강사의 열정과 진심은 결국 공간을 통해 자연스럽게 전달된다.

> 요가 강사라는 직업을
> 한 단계 더 확장하고 싶다면,
> 자신만의 공간에서
> 시작해 보세요!

10

괴롭고 힘든 경험은 신의 선물

경험을 통해 얻은 것을 찾아보기

 누구나 삶을 살다 보면 좋고 나쁜 다양한 일을 겪게 됩니다. 표면적으로는 좋거나 나쁜 일도 시간이 지나고 나면 특별한 경험이 될 수 있습니다. 중요한 건, 그 일을 어떻게 받아들이는지에 따라 경험의 의미와 가치가 달라진다는 것입니다. 트라우마나 고통스러웠던 일을 '그 경험이 없었다면 지금의 나는 어떤 것을 얻지 못했을까?'라는 관점에서 바라보세요. 그 경험이 있었기에, 그 상처가 있었기에, 지금의 내게 주어진 소중한 것들이 있지는 않나요?

 저의 경우에는 교통사고와 그로 인한 다양한 경험들(통증, 괴로움, 불안, 분노, 재판 등)이 삶의 큰 전환점이 됐습니다. 사고를 당했을 당시에는 '왜 하필이면 척추를 다쳤을까.', '이제 요가 강사는 못 하겠구나.', '이렇게 괴로운 일만 계속된다면 차라리 죽고 싶다.'라고 생각한 적도 있었습니다. 하지만 그 경험을 통해 건강의 소중함을 느끼고 진정으로 제게 맞는 요가 지도 방향으로 나아갈 수 있었습니다. 그리고 요가원을 오픈하고, 매번 정원이 마감된 수업을 운영하며, 책을 출간하는 데까지 이어졌습니다.

지금은 그 교통사고조차도 내 영혼이 스스로 선택한 경험이자 선물이었다고 생각합니다. 회사원 시절에는 과로와 스트레스로 자율신경이 흐트러져 정신과를 찾기도 했습니다. 병으로 일찍 세상을 떠난 아버지와의 이별 역시 대체할 수 없는 경험이었습니다. 괴롭고 힘들었던 경험이야말로 지금의 제 삶과 일의 원동력입니다.

고통을 통한 성장

그 경험이 없었다면 지금의 나는 무엇을 얻지 못했을까?

고통스럽고 힘든 시간을 보내는 동안에는
도저히 그런 생각이 들지 않을 수도 있지만,
그 시간을 견뎌내고 나면 그 너머에는 성장한 나,
새로운 힘을 얻은 나 자신을 만나게 된다.

모든 경험은 삶의 자양분이 된다.

> 크고 특별한 사건이 아니더라도
> 사람은 누구나 저마다의 힘든 시간을 겪습니다.
> 그 모든 경험은 우리 영혼 깊은 곳에 스며들어,
> 다음 걸음을 내딛는 에너지가 됩니다.

11

몸과 마음과 영혼의 수련

자기계발은 수강생에게도 전해진다

요가에서는 인간을 몸, 마음, 영혼의 조화로 이루어진 존재로 봅니다. 일상 속에서 자신을 알고, 나다운 방식으로 몸과 마음의 균형을 이루며, 내면에 깃든 고유한 영혼을 수련해야 합니다.

요가는 수강생의 몸과 마음의 건강에 깊이 관여하는 일입니다. 새로운 것을 배우고, 삶을 즐기며, 자신의 인생을 빛내는 것이 자신의 매력을 높이고 신뢰를 쌓아 요가 강사로서 활약할 수 있는 영역을 넓혀 줍니다.

요가 분야에만 국한하지 않고, 넓은 시야를 가지고 다양한 직종의 사람들과 교류하며 감각을 키워 보세요. 요가와 건강, 비즈니스에 관한 책 읽기, 문화나 전통을 직접 체험하기, 영적 통찰을 나누는 모임에 참여하기, 여행을 통해 자연을 온몸으로 느끼기, 다양한 서비스 경험을 통해 감각 익히기 등 성장할 수 있는 자기계발 기회는 아주 많습니다.

"감사합니다."

"선생님을 만나서 정말 다행이에요."

"몸을 움직일 수 있는 한 계속 다니고 싶어요."

이런 수강생들의 말 한마디가 무엇보다 소중한 선물이 됩니다. 꾸준히 몸과 마음과 영혼을 수련하는 요가 강사로서 성장하며 감동과 기쁨, 그리고 살아가는 의미를 느낄 수 있습니다. 영혼이 떨릴 만큼 멋진 경험을 만들어 가세요.

자기계발을 통해 할 수 있는 일들

요가와 건강에 대해 꾸준히 배우기

요가원과 요가 관련 이벤트, 세미나, 워크숍, 자격증 강좌 등을 찾아보고 배움을 이어 간다.

요가와 비즈니스 도서 읽기

요가 관련 도서는 물론, 비즈니스 도서를 통해 경영에 대한 시야를 넓히고, 요가원 운영 실무나 홍보 아이디어를 얻을 수 있다.

문화와 전통 직접 체험하기

특히 한국 문화나 전통을 배우는 것은 지식을 넓히는 데 그치지 않고, 품격을 높이는 데 에도 도움이 된다.

영적인 분야에 대해 배우기

요가는 마음을 다스리는 행위도 포함되어 있다. 영적인 분야의 지식도 함께 갖춘다면, 몸과 마음의 연결을 더 깊이 이해할 수 있다.

자연을 몸으로 느끼기

자연을 온전히 느끼면 몸이 되살아나는 듯한 감각을 체험할 수 있으며, 이는 요가의 감 각을 더욱 섬세하게 만드는 데에도 도움이 된다.

다른 분야의 서비스 경험 참고하기

요가원은 서비스의 장소이기도 하다. 다른 분야의 서비스 경험을 참고하여 수강생을 대 하는 요가원 서비스에 반영해 보자.

> 마음과 몸을 성장시키고 영혼을 갈고닦을 기회는 언제나 열려 있다.
> 이러한 과정을 의식하며 경험할 때, 요가원은 한층 더 세련된 공간으로 거듭난다.

Special Interview

요가원 운영 선배가
들려주는 이야기 ①

야마다 다카코 님
1983년부터 피트니스 및 요가 지도, RY500,
미국 스포츠의학회 운동생리학자.

Q 요가 강사라는 직업의 매력은 어떤 점이라고 생각하시나요?

A 실내든 야외든 좁은 공간이든 상관없이 요가를 할 수 있다는 점과 고대 인도에서 유래한 요가부터 현대 요가까지 다양하게 경험할 수 있다는 점입니다. 또, 수강생 한 사람 한 사람의 심신을 정화하고 에너지를 북돋을 수 있다는 점이 무엇보다 큰 매력이라고 생각합니다.

Q 수강생과 마주할 때 중요하게 생각하시는 점은 무엇인가요?

A 신뢰가 쌓여야 대화가 시작된다고 믿기 때문에, 수강생과 대화할 때는 먼저 귀를 기울이고 충분히 이해한 다음에야 비로소 제 이야기를 시작합니다. 여러 명의 수강생이 함께 있을 때는 시선도 공평하게 나눕니다. 수업에서는 안전성을 바탕으로 하되 단조롭지 않도록 점

진성을 고려하여 점차 난도가 높아지는 프로그램을 구성합니다. 수업을 위해 정기적으로 새로운 스타일의 요가복을 구입하여 변화를 주기도 합니다.

Q 수강생의 재등록을 위해 어떤 노력을 하고 있나요?

A 수업 중이나 수업 전후에는 시의적절한 이야기나 건강 정보, 요가 관련 소식 등을 전하며 간단한 근황을 이야기합니다. "선생님의 이야기가 재밌어요.", "유익해서 계속 참석하게 돼요." 이런 말씀을 자주 듣는데요. 수업 내용도 물론 중요하지만, 수업 도입부의 커뮤니케이션에서 많은 분이 매력을 느끼시는 것 같습니다.

Q 수강생에게 선택받는 강사가 되기 위해 평소에 신경 쓰는 점은 무엇인가요?

A 저는 요가 지도를 시작한 뒤 지금까지 항상 세상에 안테나를 세우고 시대의 수요를 찾아 인도와 유럽, 미국 등을 오가며 자기계발을 거듭해 왔습니다. 늘 배움을 이어가며, 제 수업 내용이 뒤처지지 않도록 노력하고 있습니다.

Q 요가원 창업을 목표로 하는 분들께 한마디 부탁드립니다.

A 만약 창업을 앞두고 망설이고 있다면 두려워하지 말고 시작해 보세요! 움직여 보세요! 자신이 수강생의 입장이라면 받고 싶은 수업

이나 서비스 내용을 성실하게 실천해 나간다면 반드시 좋은 평가를 얻게 될 것입니다. 수강생들의 입소문으로 점점 등록하는 사람이 많아질 거예요.

Special Interview

요가원 운영 선배가
들려주는 이야기 ②

스미후쿠 준 님
be yoga personal studio 운영,
개인 사업자와 프리랜서를 전문으로 하는
브랜딩 및 창업 컨설턴트.

Q 요가 강사라는 직업의 매력은 어떤 점이라고 생각하시나요?

A 저는 요가 강사가 아니지만, 아내가 요가 강사로서 요가원을 운영하고 있습니다. 저 역시 요가를 정말 좋아해서, 취미로 주 2~3회씩 수업에 참여하고 있습니다. 요가 강사의 매력보다는 요가 자체의 매력에 대해 말씀드리자면, 한마디로 몸과 마음이 함께 정돈된다는 점이 아닐까요.

저는 요가를 시작하기 전 혈압, 혈당, 요산 수치가 모두 위험 수준이라 이대로 가면 큰 병이 생길 수도 있다는 이야기를 들었습니다. 그 무렵 아내의 권유로 요가를 시작했는데, 단순한 유산소 운동 이상의 마음이 안정되는 시간을 경험하면서 몸 상태가 눈에 띄게 개선됐습니다. 또 업무로 정신없이 바쁘고 예민해져 있을 때도 매트 위에

서면 리셋된다는 생각으로 요가를 하면, 신기하게도 60분 후에는 마음이 맑아지고 기분이 상쾌해집니다. 단 60분 만에 세상이 달라지고, 일이나 사적인 부분에서 퍼포먼스도 훨씬 높아지는 것이 제가 생각하는 요가의 매력입니다.

이처럼 훌륭한 요가가 세상에 더 널리 알려졌으면 좋겠다는 마음에서 당시 계약 강사였던 아내에게 독립을 권했고, 지금의 'be yoga personal studio'를 오픈하게 됐습니다. 아내는 '수강생의 몸과 삶이 바뀌는 모습을 함께 기뻐할 수 있다는 것이 가장 큰 기쁨'이라고 말합니다. 계약 강사로 일할 때보다 시간적으로 자유롭고 일과 삶의 균형을 더 잘 유지하는 아내를 보며 안심하고 있습니다.

Q 수강생을 모집할 때 흔히 놓치기 쉬운 포인트를 알려주세요.
A 저희는 인스타그램, 홈페이지, 블로그를 중심으로 수강생 모집 활동을 합니다. 초기에는 인스타그램과 블로그를 매일 꾸준히 업데이트했지만, 기대만큼 수강생 모집이 되지 않는 시기가 있었습니다. 그때 아내가 어떻게 하면 좋을지 저에게 상담했는데, 사실 원인은 아주 간단했습니다. 바로 '수강생의 목소리와 얼굴을 전혀 보여주지 않고 있었다는 점'이 문제였습니다. 저는 다양한 업종의 컨설팅을 하고 있는데요. 어느 업종이든 고객의 후기, 성과와 변화, 고객과의 사진을 보여주는 것이 실질적인 고객 유치로 이어집니다. 아무리 스스로 "좋아요! 최고예요!"라고 말해도 믿기 어려울 수 있지만, 제삼자의

추천은 훨씬 더 신뢰를 얻기 쉬운 법입니다. 그러니 수강생에게 다가가고 싶다면 수강생의 목소리와 얼굴을 보여주는 것을 잊지 마시길 바랍니다.

또 수강생 모집은 그 자체로 끝이 아닙니다. 사실 재등록을 유도하지 못하면 요가원 운영은 힘들어집니다. 참고로 제 아내는 요가원 오픈 2년째 100%의 등록률을 유지하고 있습니다. 놀랍게도 체험 수업을 받은 수강생 중 단 한 명도 등록하지 않은 적이 없습니다. 문의 단계에서부터 신뢰를 쌓고, 체험 수업 때는 따뜻하게 맞이하며, 감동을 주는 수업을 제공하는 등 아내만의 섬세한 노력이 쌓인 결과입니다. 제 아내는 "요가 강사는 수강생이 요가를 꾸준히 하지 못할 때 생기는 문제를 결코 잊어서는 안 된다."라고 말합니다.

Q 요가 강사인 '나'라는 존재 자체가 브랜드가 되었을 때, 혼자 비즈니스를 이어가려면 가장 중요한 것은 무엇인가요?

A 무엇보다 혼자서 다 하려고 하지 않는 것이 중요합니다. 혼자서 할 수 있는 일에는 한계가 있으니, 주변 사람들의 힘을 빌리는 것이 매우 중요합니다. 요가 강사 분들은 성실하고 따뜻한 분들이 많아서 너무 열심히 혼자 끌어안는 경우가 많은 것 같습니다. 요가를 전하는 사람이기에 자신의 몸과 마음이 건강한 상태가 무엇보다 우선이어야 합니다. 그러니 때로는 어깨에 들어간 힘을 빼고, 다른 사람들에게 도움을 청하거나 기대는 것도 중요합니다. 힘을 빼는 데에 어려움

을 느끼는 분들도 계실 테지만, 조금씩 연습하게 되면 그 감각을 수강생에게도 전달할 수 있고 수강생도 편안함을 느끼게 될 것입니다.

비즈니스 측면에서도 함께 나아갈 수 있는 요가 강사 동료나 다른 업종의 비즈니스 파트너를 찾아서 서로 의논하고 응원해 줄 수 있는 커뮤니티를 갖는 것이 매우 중요합니다. 혼자만의 경영은 오히려 멀리 돌아가는 길이 될 수 있습니다. 또 비즈니스 구조나 마케팅은 정확한 방식으로 제대로 배우고 조급해하지 않고 차근차근 쌓아가는 자세가 필요합니다. 신뢰를 쌓은 만큼 성장할 수 있다는 점을 기억하며, 시행착오를 두려워하지 말고 천천히 비즈니스를 키워 가시길 바랍니다.

Q 요가원을 운영할 때 금전적인 부분에서 주의해야 할 점이 있다면 무엇인가요?

A 이상적인 요가원을 만들기 위해서는 적절한 투자가 필요하다고 생각합니다. 수강생이 기분 좋게 머물 수 있는 공간, 사용하기에 편리한 요가 매트와 용품, 몸에 도움이 되는 보충제나 물 등은 수강생을 위한 투자로서 아끼지 않는 편이 좋다고 생각합니다. 다만 무리한 자격증 취득이나 기술 습득은 무조건 많다고 좋은 것은 아니라고 생각합니다. 요가 자격증은 발급 기관이나 단체에 따라 상업적인 요소가 강한 경우도 있으니, 단순히 '가지고 있다'는 이유만으로 운영에 도움이 되는 것은 아닙니다. 투자할 때는 이것이 '수강생을 위한 투

자'인지 다시 한번 생각해 보시길 바랍니다. 단순히 자신의 불안을 해소하려고 무작정 강의를 듣거나 자격증을 따는 것은 궁극적으로 좋은 결과로 이어지지 않습니다.

Q 요가원 창업을 목표로 하는 분들께 한마디 부탁드립니다.

A 처음에는 자신감이 부족해 수강료를 낮게 책정하시는 분들도 계실 것입니다. 물론 봉사나 기부 수업의 취지라면 괜찮습니다. 하지만 요가로 생계를 이어가고 싶다면 또 요가를 통해 진지하게 삶의 변화를 바라는 수강생을 모으고 싶다면, 정당한 금액을 받아야 합니다. '저렴한 수강료'라는 강점보다 여러분의 수업이 수강생에게 어떤 변화를 주는지, 가치를 중심으로 전달해 보세요. 그러면 가격이 아니라 가치에 끌리는 수강생이 자연스럽게 모이게 됩니다. 건강을 제공하는 서비스를 하고 있음에도, 자신이 지치고 건강을 해치고 있다면 아무런 의미가 없습니다. 요가 강사가 지친 채로 수업을 이어간다면, 결국 수강생에게도 좋은 에너지를 전달할 수 없습니다. 요가라는 훌륭한 서비스를 제공하는 자신에게 자신감과 자부심을 가지세요.

Special Interview

요가원 운영 선배가
들려주는 이야기 ③

미키 히로아키 님
일본 최대 규모 요가 정보 사이트 '요가 제너레이션' 운영,
지금까지 120곳 이상의 요가원 창업 컨설팅,
3,500명 이상의 요가 강사 배출.

Q 요가 강사라는 직업의 매력은 어떤 점이라고 생각하시나요?

A 나이와 배경에 상관없이 누구나 도전할 수 있다는 점이 가장 큰 매력입니다. 특별한 경력이나 인맥, 큰 자본이 없어도, 자신의 열정과 노력만으로 하나의 비즈니스로 발전시킬 수 있습니다. 또한, 사람들의 건강과 행복에 기여할 수 있다는 점이 매력이라고 생각합니다. 특히 아이를 키우는 엄마들이나 은퇴 후의 중장년층도 도전할 수 있는 직업입니다.

Q 요가원을 창업하기 전에 배워두면 좋은 점이나 준비할 것은 무엇인가요?

A 요가원 창업을 위해서는 두 가지가 가장 중요합니다.

첫째, '작게 시작하는 것'입니다. 즉, 최소한의 비용으로 운영하는 방법을 몸으로 익히는 것이 중요합니다. 예를 들어 사업 초기에는 다른 요가 강사나 직원 없이 혼자 운영하는 것을 기준으로 잡고, 하루 수업 횟수와 수업이 가능한 체력의 범위, 지속 가능한 임대료 수준 등을 먼저 계산해야 합니다. 공간을 먼저 정하고 사업을 계획하는 방식은 추천하지 않습니다.

둘째, 요가원 원장으로서 '왜 이 일을 하려는가'라는 자신의 신념을 유지하는 힘입니다. 제가 그동안 크고 작은 수많은 요가원 설립을 도우며 느낀 것은 요가원을 시작하는 분들 대부분이 오픈 당시에는 뜨거운 열정을 가지고 있다는 점입니다. 하지만 오픈 6개월~1년쯤 지나면 수익과 평가에서 큰 차이가 벌어지기 시작합니다. 이 차이는 HOW(운영 방법)보다는 WHY(열정)에서 비롯된다고 생각합니다. 오픈 초기에는 모두 큰 열정을 품고 운영하지만, 그 열정을 계속 유지하기는 매우 어렵습니다. 동기가 희미해질 때도 안정적인 서비스를 제공하기 위해 WHY(열정)을 가시화한 콘셉트를 만들고, 그 콘셉트를 바탕으로 지속 가능한 운영을 해 나가기 위한 배움이 중요하다고 생각합니다.

Q 성공하는 요가 강사는 어떤 사람이라고 생각하시나요?

A 저는 업계에서 활발히 활동 중인 여러 요가 강사님들을 가까이서 지켜봐 왔습니다. 그분들에게서 공통으로 느껴지는 특징이 하나 있

습니다. 바로 성공하는 요가 강사는 수업의 중심을 '강사 자신'이 아니라 '수강생'에게 둔다는 것입니다. 당연하게 들릴 수 있지만, 정말로 눈앞의 수강생에게 진심으로 기여하고 싶다는 마음으로 수강생의 시선에서 수업을 운영하는 분은 의외로 많지 않습니다. 이미 그렇게 하고 있다고 생각하실 수도 있지만, 제가 알고 있는 어떤 훌륭한 강사님은 1,500명 이상의 수강생 이름은 물론 가족 구성이나 자녀의 이름, 생일까지 전부 기억하고 계셨습니다. 이야기를 들으신 지금, 여러분은 어떤 생각이 드시나요? 지도자로서 수강생을 위해 무엇을 할 수 있을지 고민해야 합니다.

Q 요가 강사가 함께할 동료(비즈니스 커뮤니티, 롤 모델, 동료)가 있을 때의 장점은 무엇인가요?

A 앞서 말씀드렸듯이 실제로 처음에는 동료를 만들기보다 혼자 작은 요가 커뮤니티를 만드는 것부터 시작하시기를 추천합니다. 그 후, 자신만의 커뮤니티나 요가원이 안정되면 그때부터 동료를 맞이하는 것이 훨씬 큰 이점을 가져옵니다. 단순히 수업 횟수나 매출이 늘어나는 데에서 그치지 않고, 더 큰 목표를 함께 이루기 위해 규모를 키울 수 있기 때문입니다.

저 역시 예전에 교토의 유명한 절에서 '요가 스마일'이라는 요가 이벤트를 기획하고 운영했던 시기가 있습니다. 첫 행사는 이틀 동안 열렸고, 약 300명이 참가했습니다. 하지만 2회, 3회로 이어지면서, 이

행사에 공감하고 돕고 싶다는 사람들이 늘어나기 시작했습니다. 처음엔 7명뿐이던 운영 스태프가 점점 늘어나 최종적으로는 40명이 넘었고, 방문자 수도 서서히 늘어 15회째 마지막 행사에서는 2,000명 이상이 방문하는 대형 이벤트로 성장했습니다. 동료의 존재와 그 규모는 도달할 수 있는 목표의 크기와 비례한다는 사실을 깊이 실감했습니다.

Q 요가원 창업을 목표로 하는 분들께 한마디 부탁드립니다.

A 지금 이 책을 손에 들고 요가원 창업을 꿈꾸고 계신 여러분, 기대보다 불안이 더 크다는 분도 계실 것입니다. 하지만 괜찮습니다. 제가 함께해 온 100명 이상의 요가원 원장님들 모두, 오픈 전에는 불안하다고 말씀하셨습니다. 그럼에도 지금은 전국 곳곳에서 요가원을 운영하며 지역 사회에 훌륭하게 기여하고 계십니다. 작은 요가원은 누구든지, 적은 자본으로, 지금 당장 뚜렷한 경력이나 인맥이 없어도 시작할 수 있는 정말 훌륭한 비즈니스 모델입니다. 이 책을 통해 여러분 내면의 용기를 발견해서 더 많은 요가원이 새롭게 탄생하기를 진심으로 기대합니다.

Special Interview

요가원 운영 선배가
들려주는 이야기 ④

무카이 마리코 님
재방문률 98%의 에스테틱 운영,
에스테틱 창업 컨설팅 진행.

Q 요가 강사라는 직업의 매력은 어떤 점이라고 생각하시나요?
A 수강생이 점차 건강한 모습으로 바뀌는, 그 변화의 순간을 함께 하는 것이 가장 큰 매력이라고 생각합니다.

Q 수강생과 마주할 때 중요하게 생각하시는 점은 무엇인가요?
A 그날의 수강생이 주인공이 될 수 있도록 '정성 어린 환대'를 가장 중요하게 생각합니다. "오늘 이 요가원에 오길 잘했다.", "오늘 좋은 하루였다."라고 느끼실 수 있도록, 편안한 말투와 세심한 태도로 기대 이상의 경험을 전하려고 노력합니다.

Q 수강생의 재등록을 위해 어떤 노력을 하고 있나요?

🅐 요가원에서만 경험할 수 있는 맞춤형 관리의 소중함을 전하고 있습니다. 1회, 2회, 3회차 수업 계획을 미리 안내하고, 3개월, 1년 뒤의 몸의 변화를 함께 상상해 보며 구체적인 목표를 제시합니다. 또 이벤트 등을 통해 즐거운 마음으로 다시 방문할 수 있도록 노력합니다.

🅠 여성 수강생 분들이 특히 좋아하는 세심한 배려나 서비스에 대해 조언을 부탁드립니다.

🅐 처음 방문하시는 수강생 분들께는 직접 작성한 웰컴 보드를 준비하고, 방문 후에는 3일 이내에 감사의 마음을 담은 손 편지를 보내드립니다. 이처럼 저는 수강생의 '기대를 뛰어넘는 환대'를 소중히 여깁니다. 단순히 정해진 수업만을 제공하는 것이 아니라 마음과 마음이 연결되는 따뜻한 경험을 만들어 가는 것이 목표입니다. 그런 진심 어린 환대는 이곳에서만 느낄 수 있는 특별한 만족감으로 이어집니다.

🅠 요가원 창업을 목표로 하는 분들께 한마디 부탁드립니다.

🅐 요가를 통해 건강해지고 싶어 하는 분들은 정말 많습니다. 그분들이 활기차게 웃으며 변화해 가는 모습을 상상하며, 요가의 멋진 가치를 더 많은 사람들에게 전해 주셨으면 좋겠습니다. 주변의 다른 요가원과 비교하지 마시고, 바로 눈앞에 수강생이 있다는 사실을 기적처럼 소중하게 느끼며 수강생을 최우선으로 생각하는 태도야말로, 요가원 운영의 시작입니다.

나가며

 이 책은 요가를 업으로 삼고 싶은 분, 요가 강사로서 더 성장하고 싶은 분, 그리고 사람과 사회에 도움이 되는 일을 하고 싶은 분들을 위해 저의 인생과 요가 경험, 운동 지도자로서의 모든 것을 담았습니다.
 제가 처음으로 요가원을 창업하고 싶다고 생각하게 된 계기는 2011년에 출간된 《お客様がずっと通いたくなる小さなサロンのつくり方(수강생이 계속 다니고 싶어지는 작은 요가원을 만드는 법), 무카이 쿠니오, 동문관출판》을 읽고 나서였습니다. 요가원이라니, 참 멋지다고 느꼈고 언젠가 꼭 요가원을 창업하고 싶다는 꿈이 생겼습니다.
 책을 자세히 들여다보니 저자인 무카이 님이 운영하시는 요가원이 놀랍게도 제 고향인 도쿄도 다치카와시에 있다는 사실을 알게 됐습니다. 바로 요가원을 방문했고, 그곳에서 경험한 정성과 여유, 따뜻한 환대는 저에게 큰 감동이 되었습니다.
 그로부터 시간이 흘러 저 역시 요가원을 열었습니다. 그리고 수강생들과 행복한 나날을 보내고 있습니다. 그 무렵, 무카이 선생님으로부터 출판 세미나를 개최한다는 소식을 들었고, 저의 경험이 누군가에게 도움이 될 수 있겠다는 생각으로 출간에 이르게 되었습니다.

피트니스 센터에서 일하던 시절, 요가 지도자 과정을 수료하고 자격을 취득한 뒤 요가 지도를 시작했습니다. 그 후 프리랜서 강사로 전향하여 공공시설에서 요가 커뮤니티 '샨티비자'를 만들었습니다. 요가와 아로마테라피의 장점을 살린 독자적인 수업을 통해 많은 수강생의 사랑을 받았습니다. 그로부터 몇 해가 지나, 저는 요가원을 오픈했고, 활동 무대가 바뀌는 변화 속에서 저 자신도, 제 일도 함께 성장했습니다. 독립해서 요가를 지도하고 싶은 분은 우선 작은 요가 커뮤니티를 스스로 만들어 보기를 추천합니다. 그 커뮤니티가 만원이 되면, 그때가 다음 단계로 나아갈 시점입니다. 이 과정을 반복하며 성장해 나가다 보면, 어느새 자신만의 요가원이 생겨 있을지도 모릅니다.

시대가 변화하는 가운데, 저 역시 온라인과 SNS를 적극적으로 활용하여 시대의 흐름에 적응하고자 노력했습니다. 코로나19와 같은 큰 위기를 이겨낼 수 있었던 것은 결코 저 혼자만의 힘이 아니었습니다. 수강생과 가족, 정부와 지자체의 지원, 비즈니스 컨설턴트 분들과 비즈니스 동료들의 도움 덕분이었습니다.

무엇이든지 진심을 담아서 해 보지 않으면 알 수 없습니다. 이 일이 내게 맞는지, 오래 할 수 있을지, 수강생에게 기쁨을 줄 수 있을지,

결국 행동해 보지 않으면 알 수 없습니다. 그러니 목표가 정해졌다면 행동해야 합니다. "선생님 덕분에 건강이 좋아졌어요.", "감사합니다.", "선생님을 만나서 정말 다행이에요." 수강생들에게 듣는 이런 감사의 말은 요가 강사에게 있어 무엇과도 바꿀 수 없는 최고의 선물입니다. 그 소중한 선물을 꼭 받아 보셨으면 좋겠습니다.

마지막으로 이 책의 집필을 위해 애써 주신 분들과 제 요가 수업을 평생 받고 싶다고 말씀해 주시는 요가원의 소중한 수강생들, 많은 것을 가르쳐 주신 선생님들, 언제나 응원해 주는 가족에게 감사의 마음을 담아 인사드립니다. 이 책이 여러분의 작은 한 걸음을 내딛는 계기가 되기를 진심으로 바랍니다.

호시 히로미

요가원 창업 마스터

수업 준비부터 수강생 관리, 마케팅까지
요가 강사를 위한 비즈니스 가이드

발행일	2025년 10월 17일
발행처	동글디자인
발행인	현호영
지은이	호시 히로미
옮긴이	김지혜
편 집	이선유
디자인	STUDIO 보글
주 소	서울특별시 마포구 월드컵북로58길 10, 더팬빌딩 9층
팩 스	070.8224.4322
ISBN	979-11-91925-31-9

SHOGAI FAN WO TSUKURI YUTAKANI NARU CHIISANA
YOGA SALON NO HAJIMEKATA

Copyright © 2022 Hiromi Hoshi

Original Japanese edition published by Dobunkan Shuppan Co., Ltd.
Korean translation rights arranged with Dobunkan Shuppan Co., Ltd.
through The English Agency (Japan) Ltd. and Eric Yang Agency, Inc.

이 책의 한국어판 저작권은 에릭양에이전시를 통해
저작권자와 독점 계약한 동글디자인에 있습니다.
저작권법에 의해 한국 내에서 보호를 받는 저작물이므로 무단 전재와 복제를 금합니다.

· 출판사의 허가 없이 본 도서를 편집 또는 재구성할 수 없습니다.
· 잘못 만든 책은 구입하신 서점에서 바꿔 드립니다.

> 좋은 아이디어와 제안이 있으시면 출판을 통해 가치를 나누시길 바랍니다.
> dongledesign@gmail.com